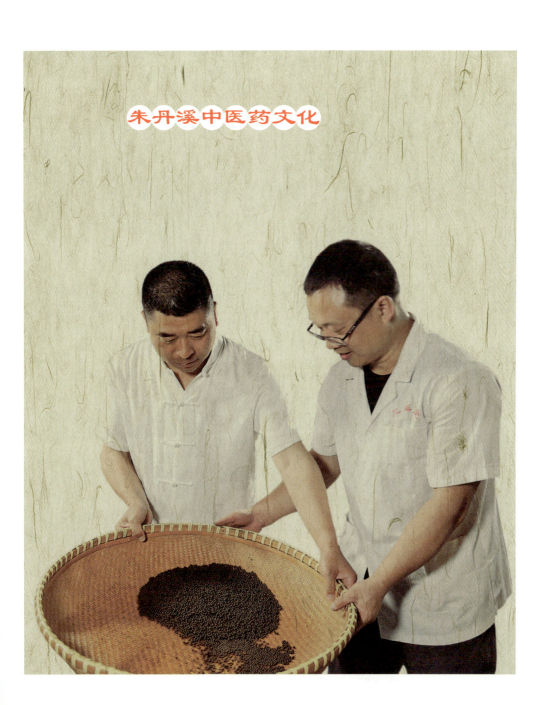

朱丹溪中医药文化

朱丹溪中医药文化

总主编 陈广胜

浙江省非物质文化遗产代表作丛书

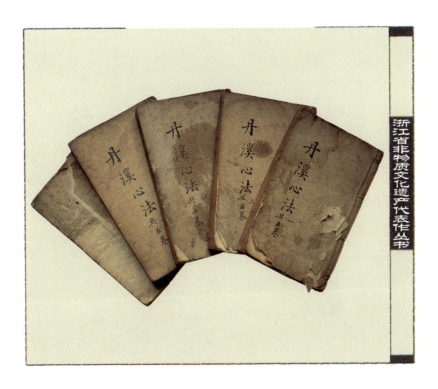

浙江古籍出版社

蒋迎炜
　童巧珍　张羽佳
　　　　编著

前 言

浙江省文化广电和旅游厅党组书记、厅长 陈广胜

中华文明在五千多年的历史长河里创造了辉煌灿烂的文化成就。多彩非遗薪火相传，是中华文明连续性、创新性、统一性、包容性、和平性的生动见证，是中华民族血脉相连、命运与共、绵延繁盛的活态展示。

浙江历史悠久、文明昌盛，勤劳智慧的人民在这块热土创造、积淀和传承了大量的非物质文化遗产。昆曲、越剧、中国蚕桑丝织技艺、龙泉青瓷烧制技艺、海宁皮影戏等，这些具有鲜明浙江辨识度的传统文化元素，是中华文明的无价瑰宝，历经世代心口相传、赓续至今，展现着独特的魅力，是新时代传承发展优秀传统文化的源头活水，为延续历史文脉、坚定文化自信发挥了重要作用。

守护非遗，使之薪火相续、永葆活力，是时代赋予我们的文化使命。在全省非遗保护工作者的共同努力下，浙江先后有五批共 241 个项目列入国家级非遗代表性项目名录，位居全国第一。如何挖掘和释放非遗中蕴藏的文化魅力、精神力量，让大众了解非遗、热爱非遗，进而增进文化认同、涵养文化自信，在当前显得尤为重要。2007 年以来，我省就启

动《浙江省非物质文化遗产代表作丛书》编纂出版工程，以"一项一册"为目标，全面记录每一项国家级非遗代表性项目的历史渊源、表现形式、艺术特征、传承脉络、典型作品、代表人物和保护现状，全方位展示非遗的文化内核和时代价值。目前，我们已先后出版四批次共217册丛书，为研究、传播、利用非遗提供了丰富详实的第一手文献资料，这是浙江又一重大文化研究成果，尤其是非物质文化遗产的集大成之作。

历时两年精心编纂，第五批丛书结集出版了。这套丛书系统记录了浙江24个国家级非遗代表性项目，其中不乏粗犷高亢的嵊泗渔歌，巧手妙构的象山竹根雕、温州发绣，修身健体的天台山易筋经，曲韵朴实的湖州三跳，匠心精制的邵永丰麻饼制作技艺、畲族彩带编织技艺，制剂惠民的桐君传统中药文化、朱丹溪中医药文化，还有感恩祈福的半山立夏习俗、梅源芒种开犁节等等，这些非遗项目贴近百姓、融入生活、接轨时代，成为传承弘扬优秀传统文化的重要力量。

在深入学习贯彻习近平文化思想、积极探索中华民族现代文明的当下，浙江的非遗保护工作，正在守正创新中勇毅前行。相信这套丛书能让更多读者遇见非遗中的中华美学和东方智慧，进一步激发广大群众热爱优秀传统文化的热情，增强保护文化遗产的自觉性，营造全社会关注、保护和传承文化遗产的良好氛围，不断推动非遗创造性转化、创新性发展，为建设高水平文化强省、打造新时代文化高地作出积极贡献。

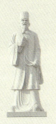

目录

　　"朱丹溪中医药文化"是以金元四大家之一朱丹溪所创的滋阴学说、气血痰郁"四伤"学说、养生寿老学说为核心，历代医家在六百多年传承过程中所形成的"丹溪学派"为载体，形成了以义乌为中心、辐射全国、远播海外的一种独特的中医药文化现象，具有深厚的历史底蕴和文化内涵，在我国医学历史上占有十分重要的地位。

　　作为丹溪故里，义乌市一直将传承和弘扬"朱丹溪中医药文化"作为历史赋予的使命。1982年起多次举办"丹溪学说研讨会""丹溪学术交流会""国际丹溪中医药论坛""丹溪养生文化节""朱丹溪祭祀大典"等活动。在义乌市赤岸镇东朱村，保存有丹溪墓、丹溪庙和丹溪殿。20世纪80年代，朱丹溪后裔朱之江提出建立朱丹溪陵园，并自发出钱出力，多方筹措，最终在义乌市政府的规划与支持下建成了规模宏大、风景秀丽的丹溪文化园，现如今已成为义乌知名的旅游景点和中医药教育基地。而在赤岸丹溪之滨的狮子岩顶还建有朱丹溪纪念亭，狮子岩麓建有朱丹溪纪念堂，在义乌和义乌周边地区有丹溪文化广场、丹溪路、丹溪街、丹溪小学等许多以"丹溪"命名的街道、小区、学校等。

　　为深入挖掘朱丹溪中医药文化内涵，搭建文化弘扬推广平台，推动朱丹溪中医药文化的发展，2013年7月，义乌市政府下文制定义乌市朱丹溪中医药文化申报非物质文化遗产工作联席会议制度，由义乌市卫生健康局牵头，义乌市文化广电新闻出版局、义乌市档案局、《义乌市志》编辑部、义乌市中医医院、义乌市非物质文化遗产保护中心等多家单位配合，集全市相关单位力量申报各级非物质文化遗产。

　　2016年，"朱丹溪中医药文化"与重点展示丹溪中药炮制技艺的

"三溪堂中医药文化"均被列入第五批浙江省非物质文化遗产代表性项目名录。2019年，考虑到"朱丹溪中医药文化"和"三溪堂中医药文化"这两个项目师出同源一脉相承，义乌市非物质文化遗产保护中心建议义乌市中医医院和义乌市三溪堂国药馆连锁有限公司两家单位共同开展朱丹溪中医药文化的保护、传承和弘扬工作，联合申报第五批国家级非物质文化遗产代表性项目。其内容包含历史文物遗迹、民间习俗信仰、学术思想流传、临床经验运用、传承与保护现状等多个层面，全面展示朱丹溪中医药文化悠久的历史传承和深厚的文化底蕴。2021年6月，"朱丹溪中医药文化"入选第五批国家级非物质文化遗产代表性项目名录扩展项目。

纵观中国医学历史，丹溪名耀其中，回望义乌史，丹溪更是璀璨明珠。600余年前，朱丹溪开辟了一个鼎新革故的医学新时代，现如今，义乌作为全球最大的小商品集散中心，亦不遗余力发扬光大朱丹溪中医药文化。过去十年，我市在非物质文化遗产项目保护传承方面对朱丹溪中医药文化项目进行了全面梳理与深度挖掘，并积极应用到现代医学治疗中，获得了十分喜人的成果。今后，我们将继续推进朱丹溪中医药文化的传承创新发展，让非物质文化遗产真正实现活态传承，最大限度发挥这一国家瑰宝的璀璨光芒。

本书的出版，对于传承和弘扬朱丹溪中医药文化并促进其创新与发展方面有重大意义，更在增强文化自信与促进文化交流方面具有深远影响。

义乌市文化和广电旅游体育局党委委员、副局长　喻友贞

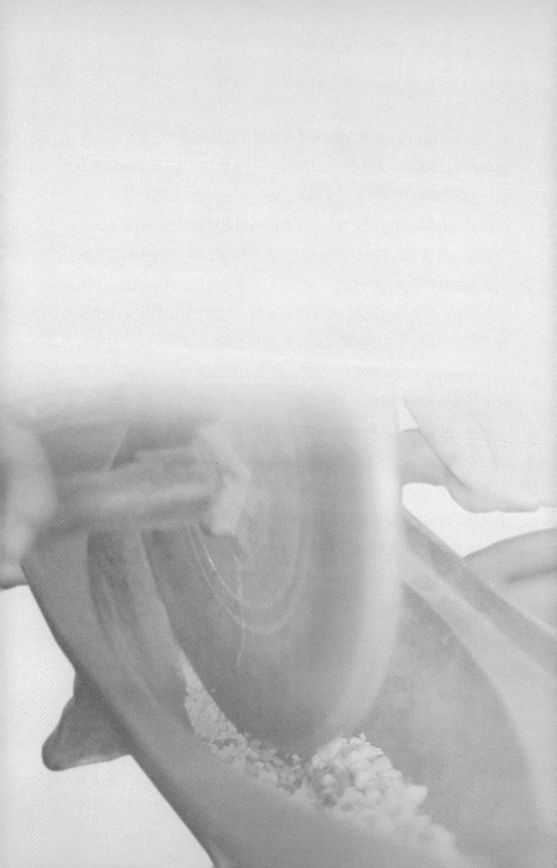

一、朱丹溪中医药文化形成的背景

『朱丹溪中医药文化』作为国家级非物质文化遗产项目，肇始于朱丹溪，是以滋阴学说、气血痰郁『四伤』学说、养生寿老学说和中药炮制技艺为核心，以历代医家在六百多年传承过程中所形成的『丹溪学派』为载体，形成的以义乌为中心、辐射全国、远播海外的一种独特的中医药文化现象。

一、朱丹溪中医药文化形成的背景

　　朱丹溪，名震亨，字彦修，元代江浙行省婺州路义乌县赤岸村（今浙江省义乌市赤岸镇东朱村）人。因其故居有条名为丹溪的美丽溪河，后世尊之为"丹溪翁"或"丹溪先生"。朱丹溪创立了著名中医学术流派——丹溪学派，对祖国医学贡献卓著，后人将他和创立"寒凉学派"的刘完素、创立"攻下学派"的张从正、创立"脾胃学派"的李东垣合称为"金元四大家"。

　　"朱丹溪中医药文化"作为国家级非物质文化遗产项目，肇始于朱丹溪，是以滋阴学说、气血痰郁"四伤"学说、养生寿老学说和中药炮制技艺为核心，以历代医家在六百多年传承过程中所形成的"丹溪学派"为载体，形成的以义乌为中心、辐射全国、远播海外的一种独特的中医药文化现象。

　　"朱丹溪中医药文化"的产生离不开其所处的地域、时代和文化背景，也就是说为什么朱丹溪能提出以上学术思想，为什么这些学术思想能形成丹溪学派，丹溪学派又是为什么能有这么大的影响力，都要从朱丹溪生活的那个地方、那个时代和他自身的文化理念以及人文环境来考察。

[壹] 地域背景

朱丹溪出生于义乌，青少年时期一直在家中学习儒家经典以应科举考试，20 岁时开始出任当地里正；30 岁时因母亲生病开始自行研读《素问》，自学医术 5 年后将母亲治愈；36 岁时前往东阳拜理学家许谦为师，学习朱子理学；37 岁、40 岁时两次参加乡试，均失利，于是立志弃文从医，开始重读《素问》《难经》等医书，并致力于公益；45 岁时外出求师，几经辗转拜入武林（今杭州）罗知悌门下学医；47 岁时学成回乡后，边在乡间行医边课徒著书；67 岁时写成《格致余论》，此后陆续写成《局方发挥》《伤寒论辩》《外科精要发挥》等书。其一生活动范围基本在浙江义乌、浦江、东阳一带，在地理位置上属于浙江中西部的金衢盆地。因求学或行医也曾短暂客居浙江省内的金华、杭州、青田等地乃至江西、福建两省，这些地方在地理位置上属于东南地区。

金衢盆地介于千里岗山脉、仙霞岭山脉、金华山脉和大盘山脉之间，是浙江省粮食、棉花、柑橘、花卉、生猪和奶牛生产的重要基地，素有"浙江聚宝盆"之称。

朱丹溪的故乡义乌，春秋时属越国。秦始皇二十五年（前222）建县名乌伤，属会稽郡。三国时吴宝鼎元年（266）分会稽郡西部设东阳郡，乌伤县属东阳郡。唐武德七年（624）改名义乌，沿用至今。元代开始，义乌县隶属婺州路总管府（现金华市），隶

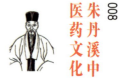
属关系至今未变。

金华古称婺州，因其"地处金星与婺女两星争华之处"得名，明时辖金华、兰溪、东阳、义乌、永康、武义、浦江、汤溪 8 个县，故称"八婺"。

金华地处金衢盆地东段，东邻台州，南毗丽水，西连衢州，北接绍兴、杭州，地势南北高、中部低。境内千米以上的山峰有 208 座。位于武义与遂昌交界处的牛头山主峰，海拔 1560.2 米，为金华市最高峰。境内山地以 500 ～ 1000 米的低山为主，分布在南北两侧，山地内侧散布起伏相对和缓的丘陵。其中坐落于金华磐安境内的大盘山脉是雁荡山、括苍山、会稽山和仙霞岭的发脉处，同时也是钱塘江、瓯江、灵江和曹娥江四大水系的主要发源地。自古以来，在当地就一直流传着"大盘山脉连九州（指杭州、苏州、湖州、婺州等），水系通天台、仙居、缙云、永康、东阳等五县（市）"之说。

2022 年，大盘山被国务院正式批准为国家级自然保护区，以珍稀濒危药用植物和道地中药材种质资源及其原生地生态系统为主要保护对象，是中国唯一以野生药用生物种质资源为重要保护对象的自然保护区。保护区内有野生植物 1612 种，其中药用植物 1205 种。大盘山是著名"浙八味"中五种道地中药材（白术、元胡、浙贝母、白芍、玄参）的主产地，同时还盛产桔梗、茱萸、板蓝根、天麻等 20 多种中药材，也是岩蔷薇、香紫苏、香根草、黑红花等 10 多种名贵天然植物香料的产地。

义乌毗邻磐安，地势为长廊式盆地，山地、丘陵、平原呈阶梯状分布。朱丹溪出生地义乌市赤岸镇的山脉属仙霞岭余脉八素山山脉体系，与大盘山一脉相连，生态环境也十分相似，药用植物种类同样繁多，白术、白芍、白菊花、玄参、麦冬、桔梗、铁皮石斛等中药资源储量丰富。

金华市域内水系也很发达，集水面积在 100 平方公里以上的江河就有 40 多条。主要河流东阳江自东而西流经东阳、义乌、金东区，在婺江汇合武义江而成金华江，其北流在兰溪城区汇入兰江，再北行最终汇入钱塘江。赤岸镇境内河流属义乌江水系，主要有吴溪支流，经由佛堂镇季村汇入义乌江。由此可见，义乌乃至金华虽地处偏僻，但水运便利，朱丹溪外出求学、行医均十分方便。

得天独厚的地理环境优势，尤其是触手可及的丰富的中药资源，可以说是朱丹溪能在医学领域有所成就的有利条件之一。而另一个跟地域相关的有利条件，则是朱丹溪行医的范围多在我国东南一带，多属亚热带季风气候，温和湿润、四季分明。如义乌的气候特点就是气温偏高，雨量、雨日偏少，日照偏多。在这种气候条件下，人们多生湿热病。《格致余论》中就记录了朱丹溪

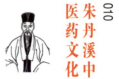
"六气之中，湿热为患，十之八九""东南地土卑弱，湿热相火为病甚多"的诊断。

　　鉴于此，朱丹溪提出了著名的"阳有余阴不足论""相火论"，并提出解决方案"滋阴降火论""气血痰郁论"等，主张通过静心节欲来保阴，补益脾胃来养阴。在用药方面，朱丹溪提倡用凉润的药来生津救阴，反对唐宋以来温燥补养的用药方案，而当地也盛产一些药性寒凉的中药材，这让朱丹溪的滋阴学说在实践中得以形成。

［贰］时代背景

　　朱丹溪生于元世祖至元十八年十一月二十八日（1281 年 1 月9 日），卒于元惠宗至正十八年六月二十四日（1358 年 7 月 30 日），享年 76 岁。一生历经了元世祖忽必烈、元成宗铁穆耳、元武宗海山、元仁宗爱育黎拔力八达、元英宗硕德八剌、元泰定帝也孙铁木尔、元幼主阿速吉八、元文宗图帖睦尔、元宁宗懿璘质班、元惠宗妥懽帖睦尔 10 代皇帝，是整个元朝历史的亲身经历者。

　　在朱丹溪出生前四年，即元世祖忽必烈至元十三年（1276），蒙古兵就以武力占领了南宋的都城临安（今杭州市），南宋灭亡。朱丹溪家乡所在的江浙地区，曾为南宋都城所在地，也是五代以来东南地区的政治、经济、文化中心，汉文化的影响和熏陶根深蒂固。由于元政权是少数民族所建立，和汉族人民在思想文化上的冲突异常激烈，所以在元政权建立后的近 20 年时间里，汉族人民的反抗一直没有停止，朱丹溪的童年和少年时期是在一个动荡不安的社会生活环境中度过的，但是从朱丹溪青年时期开始直至去世，整个社会进入了相对稳定的时期，江浙一带的经济和文化日趋繁荣发达。

而在此前的 100 多年间，中国的北方由于战乱，在少数民族的统治下，原来汉文化中"尊经复古"的思想被打破了，《和剂局方》独擅医坛的局面也发生了变化，出现了以刘完素为代表的"河间学派"和以张从正、李杲为代表的"易水学派"。虽然这两个学派因为北方战乱，后继乏人，学术并没有持久繁荣，但是刘完素"火热论"的提出和寒凉用药的思想、张从正脏腑寒热虚实辨证理论的创立和李杲编写的《脾胃论》在当时无疑是医学理论上开创性的突破。但是，偏安一隅的南宋在医学上仍然大力推崇《和剂局方》，百余年来的数次修订增补和推广运用，使其地位十分稳固，让南方的医学思想鲜少出现创新。虽然陈无择等医者有过理论探索，但在当时并没有形成气候，故此，这一期间，南方医学在学术探索上远远落后于北方。直到元朝建立后，中州（今河南一带）名医、浙江提刑李判官在吴州（今苏州）与葛应雷讨论医案，惊叹其医学理论，葛送给他刘完素、张从正的医书，刘、张之学才传至江南。

朱丹溪的老师罗知悌曾得刘完素的徒弟荆山浮屠传授医术，又旁通张从正、李杲的学说，在晚年南下后，他收朱丹溪为徒时把三人的寒凉、攻下、补脾学说悉数传授给了朱丹溪。而此时的朱丹溪已经在安定的社会环境下，在朱子之学上有所收获，初步形成了格物致知的理学思维和辨疑、发挥的治学方法，所以他在跟随罗知悌学习时，客观辩证地汲取了刘、张、李三人的医学学说，然后又在后期的医学实践中根据南方人的体质特点提出了滋阴学说、气血痰郁"四伤"学说、养生寿老学说等，并且广开医门，众收弟子，形成了传承600多年的"丹溪学派"。

[叁] 文化背景

　　朱丹溪出生在浙中名门望族朱氏。自其先祖西晋东阳太守、临海太守朱汜在蒲墟落籍，繁衍生息，千百年来，赤岸朱氏人才辈出，孕育了东阳太守朱垣，金威将军朱礼，三郡太守、扬州刺史、度支使朱幼等百余位英才良杰。朱氏诗书传家，到了宋代尤其崇尚理学和医学。南宋进士、理学家徐侨受朱良祐邀请到赤岸创办东岩书社，传道授学10多年，培养了一大批人才。朱良祐孙子朱杞的9个儿子中有7个考中进士，在义乌有"九子七登科"的美誉。

　　据《赤岸朱氏宗谱》记载，朱丹溪上几代的家族成员中以理学和医学著名的有从曾祖朱杓、朱锷，从祖朱叔麒等。朱杓本着

"与其疗一己之疾，莫若推己及人"的思想，把自己对《本草》《千金方》的理解和自己验证的药方述成《卫生普济方》，并在序言中表达了此书的意义，"是书不唯拯人之有疾，且欲导人于无疾"，充分体现了其治"未病"的医学思想。而同样深究理学并兼通医学的朱锷则提出"清心寡欲，以为养寿之基……省虑以养神，省言语以养气"的观点。这对于朱丹溪的医学思想尤其是养生观的形成有着深刻影响。朱丹溪的从祖朱叔麒医德高尚，虽为官身，对病患却亲力亲为。他去世时，朱丹溪33岁，从小耳濡目染，让朱丹溪在日后的行医生涯中亦崇尚医德。

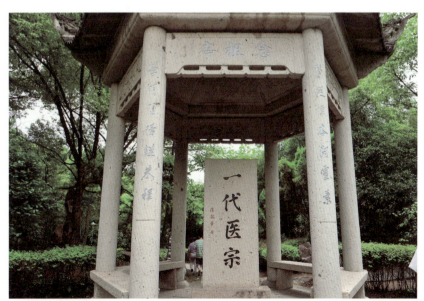

"一代医宗"题词

朱丹溪的母亲和妻子均出自有着"戚氏家学"之称的浙东诗礼世家戚氏。外高祖戚如琥和他的两个从兄弟戚如圭、戚如玉都师从南宋理学家吕祖谦，三人在宋孝宗乾道至淳熙年间（1165—1189）先后考中进士，并同时列名于"丽泽诸儒学案"。朱丹溪的舅父兼岳父戚象祖，师从元代著名画家、诗人王冕（字元章）学习性命义理之学，元成宗大德年间（1297—1307）被推举为东阳县学教谕，后出任绍兴和靖书院山长（院长）和信州路道一书院山长，专力从事讲学活动。

　　朱丹溪出生后，父母对他寄予了极大的希望，很小就教他读书识字，年纪稍大一些，就将他送入学堂，学习诗赋音律。虽然在朱丹溪15岁时，父亲朱元因战乱忧患成病去世，但母亲戚氏非常坚强，任劳任怨，对朱丹溪及其两个弟弟的教育毫不放松。《宋文宪公全集·元故朱夫人戚氏墓铭》记载：戚氏"丧其夫，三子皆幼。时宋亡为元，盗起旁县，焚庐舍剽劫，家单甚。夫人艰勤悲悴，事舅姑无怠容，遇诸子有恩而严。少子尝戏取人一鸡卵，夫人怒甚，曰：是乃所当取耶！笞而责还之。……观丹溪可知夫人贤，观夫人其子之贤益可征"。

　　由上可以看出，朱丹溪的家学渊源十分深厚。

　　朱丹溪36岁时，赴东阳八华山拜朱子浙学支派"北山学派"的第四代传人许谦为师，学习理学。此阶段可以说是朱丹溪人生的转折点。许谦为之"开明天命人心之秘，内圣外王之微"，朱丹溪则是"自悔昔之沉冥颠济……由是日有所悟，心扃融廓……潜验默察，必欲见诸实践，抑其疏豪，归于粹夷。理欲之关，诚伪之限，严辨确守，不以一毫苟且自恕"。此后，在许谦的鼓励下，朱丹溪于 45 岁拜罗知悌为师，学习医术。在跟罗知悌学习的 3 年里，朱丹溪勤于医理，观于实际，学有大成。这个阶段是朱丹溪医学生涯的关键时期，他经由罗知悌而继承了刘、张、李三家之说，奠定了后来的丹溪学派医学理论的基础。

罗知悌死后，朱丹溪返回故乡义乌行医。在诊治病案的过程中，朱丹溪援理入医，从理学的"人心听命于道心"观点出发，提出了"阳有余阴不足""相火论"等名论，由"格物致知"理论催生出了《格致余论》。同时，朱丹溪还广开医门，课徒著书，吸引了一大批出身世家大族的弟子跟随。

朱丹溪的众多弟子及其传人凭借着自身良好的文化素养，在医学研究方面大多取得了不斐的成就。其弟子戴原礼，明朝立国之初就任职南京太医院，后被擢升为太医院院判直至永乐年间。此后，丹溪的再传弟子或私淑者，如蒋用文、蒋主善父子和盛寅、韩叔旸、赵友同等人，先后执掌太医院，影响所及直至景泰年间；刘毓、李懋为御医，王履、王经先后为秦王府良医正；赵道震、赵友同等人直接参与编纂《永乐大典》；袁宝、王彬、王彦昭则直接受皇帝之命从学于戴原礼；楼氏兄弟曾奉诏赴京为明成祖治病；王纶则为官僚兼医者；其他任地方医学训导、训科、正科等职位者则更加不可胜数。在丹溪学派鼎盛的元明时期，江浙两省已成为全国的经济、文化中心，并逐渐成为全国的医学中心。朱丹溪的众多弟子由于任职、迁居而遍布全国，如赵道震徙居安徽，刘叔渊迁移陕西，王履任职秦王府而旅居西安，戴原礼、蒋用文父子、赵友同等人先后任职太医院而居京师，戴思温则"出游吴楚，东沿淮泗至齐鲁，往来公卿"，虽无迁居却交游广泛。通过他们的医疗实践、著书授徒，丹溪学派逐渐具有了向全国辐射的影响力。

同时，朱丹溪在行医的过程中，还结交了一大批备受当时朝廷重用的文人好友，如被明太祖朱元璋誉为"开国文臣之首"的宋濂、被学者尊为"南阳先生"的叶仪、人称"长山先生"的朱丹溪的同学兼姻亲胡翰和元末明初著名文学家戴良等，他们皆对朱丹溪的学说十分推崇。

宋濂虽然比朱丹溪小29岁，自诩为二代人，但他们的关系却十分亲密，他虽然是以儒学出名，不事医学，但对朱丹溪在医学上的成就极为关注，朱丹溪的第一本医学著作《格致余论》就是他写的序。宋濂跟朱丹溪的弟子戴原礼也交往甚密，在他的著作《宋学士全集》中就收集了许多与朱丹溪及其家族、弟子有关的珍贵资料，如《故丹溪先生朱公石表辞》《题朱彦修遗墨后》《元故朱夫人戚氏墓铭》《戴仲积墓志铭》《送戴原礼还浦阳序》《赠贾思诚序》《赠医师葛某序》等。

戴良与宋濂同出浙东大儒吴莱、柳贯、黄溍门下，"通经、史百家暨医、卜、释、老之说"。戴良的哥哥戴士垚与其子戴思恭、戴思温都是朱丹溪的入室弟子，师从朱丹溪学医，后来都非常有名。朱丹溪死后，戴良写了著名的《丹溪翁传》，成为今天研究朱丹溪的重要资料。

可以说，正是有了这批处于核心文化圈层的好友们对朱丹溪及其学说的支持与宣传，才使丹溪学派在短短数十年间迅速形成，并传播开去。

二、朱丹溪中医药文化形成与发展

元泰定间，朱丹溪学成归乡，诸医相率愿为弟子，开始形成丹溪学派，到明代中后期，学者们尊崇丹溪，推行其说者不绝于世，『丹溪学派』发展绵延三百余年，在中国医学史上产生了十分久远的影响，可以说开创了一个新的医学时代。

二、朱丹溪中医药文化形成与发展

众所周知，构成中医学术流派应该具备三个要素：一是以学术观点、学说为核心要素，必须有理论创新，形成有独到见解的理论体系；二是要有理论创新的代表人物；三是有一支通过师承或私淑途径，能继承这种学说理论、学术观点的人。

丹溪学派就具备上述三个要素。

朱丹溪在学术上提出"阳有余阴不足论""相火论"，创立滋阴学说、气血痰郁学说、养生寿老学说和中药炮制技艺；通过师徒授受，著书立说，扩大其学术影响，他本人的 3 种著作和弟子的 10 余种著作入选清代朝廷所编的《四库全书》；学术传承长盛不衰，从元代到明、清、民国再到中华人民共和国成立至今，已传 20 多代，很多弟子和传人成为明清时期医学流派的学术带头人，对温病学派、新安医学、吴门医派的形成，产生了巨大影响。

[壹] 一代医宗朱丹溪生平

据《赤岸朱氏宗谱》记载，朱丹溪远祖为西汉历史上留下"折槛"典故的槐里令朱云，原居鲁地（据考祖籍为山东曲阜），后移居平陵（今陕西省兴平境）。西晋永兴初（304），朱云第七世孙朱汎出任东阳郡太守，后迁任临海太守，任期结束碰上永嘉之乱（310 年左右），因"乐乌伤民风淳厚，占籍居焉"，在蒲墟（赤岸）隐居养老，自始朱氏家族就在此繁衍生息。

"墟"是古代农村每隔几天一集会的集市贸易聚集地。从八素山山脉绵延而下的柏峰溪和上吴溪从东西两个方向裹挟着泥沙日积月累冲击出一块形似蒲鞋的沙滩，久而久之，此处形成了一个繁荣的集市。渐渐地，四面八方的山民聚集而居，形成村落，"蒲墟"地名由此而来。

南齐时，时任临海太守的朱明把女儿许配给佛堂的王家，完婚之日，轿马相连，披红戴玉，在柏峰溪和上吴溪交汇的这条位于蒲墟村前小溪沿岸吹吹打打一路前行，华丽的嫁妆不仅使岸边红成一片，还映红了溪水，自此，蒲墟的这条小溪就被当地人称为"丹溪"，后来蒲墟也更名为赤岸。在朱丹溪的札记《清德里记》里，也曾撰文记录过这个故事："义乌去县南四十五里，乡为双林，里曰蜀山，其中村聚，旧曰蒲墟。因村之民朱、王二氏，相为婚姻，亲迎导钱，车马服饰之盛，照映溪岸，乡人荣之，故更曰赤岸。"

迁居赤岸的朱氏一族以朱汎之父为第一世，到朱丹溪已是第三十七世。

少年侠义　为母习医

相承于父母亲两个大家族的聪明睿智和好学之风，又继承了义乌人勤劳坚韧、诚朴宽厚的品德和不畏强权、坚强不屈的性格，长大后的朱丹溪尚义明理，性格刚直，时常在乡间有行侠仗义之举。在宋濂的《宋学士全集·故丹溪先生朱公石表辞》中就讲述了不少朱丹溪为百姓仗义出头的事迹。

22岁时，朱丹溪正出任蜀山里里正，当时朝廷向江南征收赋税比较重，义乌县官员挨户催征，要额外多征，百姓敢怒而不敢言。轮到赤岸这边，朱丹溪仅上报了两户可以承担赋役的富户。县官看了申报的名单，十分生气，把朱丹溪传唤到县衙责问："这不是平常一般的征收，你竟敢这样抵抗，你难道不要自己的脑袋了吗？"朱丹溪不卑不亢地回复道："我不会因为爱惜自己的性命就不顾百姓的死活。"县官虽然十分愤怒，但面对朱丹溪坚决的态度和广大民众的支持，最后也只好向两户富户征收。

那时候，县里官员经常在春天到农村"劝耕"，变相勒索，村民对之又怕又无奈。朱丹溪知道后就来到村外路口毕恭毕敬地"迎接"他们，并阻止他们进村，为村民们减少了很多的干扰。由于朱丹溪勇于为民请命，在百姓中有很高的威望。地方上的官员也对他另眼相看，在当地留下不少佳话。

然而，在朱丹溪30岁时，母亲戚氏突然患病，先是觉得身体不适，接下来就是手足关节疼痛异常，渐渐地开始不能行走，遍请名医，均束手无策。朱丹溪看着母亲每天被病痛折磨，内心既焦急又自责，在对外求助无门的情况下开始攻读医书，自学医理，为母亲治病。他从《素问》开始看起，再到时下盛行的《局方》，日日反复诵读，刻苦钻研。这期间，朱丹溪得到了其从祖朱叔麒的指点，很快就掌握了基础的医学知识。

对母亲的侍奉，朱丹溪事事亲力亲为。他结合请来的医者的用药和自己对医书的研习体会，慢慢探索母亲的疾病，并逐渐开方为母亲治病。在治疗的过程中，他一直密切关注病情的变化，任何一个微小的异常都不放过，方剂换了一个又一个，每次都有一定的进展。经过 5 年的细心观察、精心照料和反复治疗，朱丹溪终于把母亲治愈，此后，朱母戚氏又活了 30 年。

为治疗母亲的疾病而习医，是朱丹溪在钻研医学的道路上迈出的重要一步。

师事许谦　理医兼修

朱丹溪生于诗礼世家，母家是以儒学传家的"戚氏家学"，又成长于程朱理学曾盛极一时的金华地区，故他深受理学思想影响。

朱丹溪 36 岁时，赴东阳八华山拜许谦为师，学习朱熹之学。朱熹哲学发展了"二程"的思想，集理学之大成，建立了完整的客观唯心主义体系，认为"理""气"不相离，但"理在先，气在后"，"理"是物质世界的基础和根源。

许谦 31 岁时从学金履祥，是朱子浙学支派"北山学派"的第四代传人，其理学发挥朱子的"格物致知说"，疏解《四书章句集注》，且屡有创新。如他论命，提出了"天理之命"和"气数之命"的范畴；论太极，提出"太极生阴阳非如母生子"之命题。许谦学识渊博，天文、地理、典章制度、食货、刑法、文学、音韵、医经、术数以及佛学、道法，无不通晓，人称"白云先生"。"北山四先生"中，许谦弟子最多，影响最大，其弟子见于著录者千余人，各有成就。

通过师从许谦这一阶段的学习，朱丹溪的道德修养得到迅速提升，待人接物的态度方式发生了重大变化。朱丹溪觉得，自己不仅心胸开阔了，连身体都有所改变。于是，在之后的连续两次科考乡试失利后，终于绝意仕进，在北宋时期杰出的政治家、文学家范仲淹"不为良相、便为良医"的倡言下，决心为医，时年，朱丹溪 40 岁。

重读医书后，朱丹溪开始尝试为老师许谦治疗多年顽疾。许谦的疾病开始是因为饮食不适形成了积食痰郁，经医生多次诊治，一直认为是寒气所致。此病前后治疗了数年，服药不可计数，但都是吃药时稍微见效，药停了又再犯，反反复复，一直没有彻底痊愈。到朱丹溪决定为其治疗时，已经发展到了"坐则不能起，扶起亦不能行，两胯骨不能开合。若脾疼作时，则两胯骨痛处似觉稍轻；若饮食甘美脾疼不作，则胯骨重疼增"（魏之琇《续名医类案》卷二十一"痰"）的地步。此时，医生仍认为是受凉所致，继续给许谦用燥热香辛的药物，导致许谦双足痉挛，疼痛不已，一遇寒冷就呕吐不止。朱丹溪反复分析了许谦的病史、病情，把着力点放在此病的根源积食上，在第二年三月运用西域异人之方"倒仓法"治愈了许谦。

所谓"倒仓法"，就是通过清理胃肠道积滞从而预防、治疗疾病的方法。朱丹溪认为："肠胃为市。以其无物不有，而谷最为多，故谓之仓，若积谷之室也。倒者，倾去旧积而涤濯，使之洁净也。"他用文火久煮公黄牛肉熬成的汁，让许谦空腹大量饮用，借助肉汁的渗透与润滑，推逐、荡漾胃肠里的陈垢宿秽，最后通过上吐下泻排出体外。排完之后，视患者状态服用"轮回酒"（人尿）一到两次，继续涤濯余垢。睡一二日后有饥饿感即可慢慢恢复饮食。

通过朱丹溪的治疗，许谦的身体很快就痊愈了，第二年还生了一个儿子，直到14年后寿终正寝。

在师从许谦的这些年里，朱丹溪逐渐开始用理学思维学习医学，这为他日后援理入医而阐述医学理论奠定了扎实的基础。如理学"格物致知"理论催生了《格致余论》，"人心听命于道心"观点使朱丹溪提出了"阳有余阴不足""相火论"等名论。

拜师知悌　学贯南北

朱丹溪 43 岁时，妻子戚氏病逝，这对他打击很大，自责于自己医术不精。而彼时，老师许谦也鼓励他学医："吾卧病久，非精于医者弗能起之，子聪明异常人，其肯游艺于医乎？"于是，朱丹溪决定趁母亲身体还健康之时，离开家乡，外出寻访名师学习医术。

当时的医生奉行朝廷勒令陈师文、裴宗元所修订的《和剂局方》，机械式地按方索证配药，而不是灵活性地辨证论治。朱丹溪认为人是活的，疾病千变万化，而方子是固定的，执死的方子去医治活人，墨守成规，不知变通，就会造成医死人的事故，故他提出"用药如持衡，随物重轻而为前却，古方新证，安能相值乎"的反对意见。于是，朱丹溪为"寻师而订其说，渡浙江，走吴，又走宛陵，走建业，皆不能得。复回武林，有以罗司徒知悌为告者"。

罗知悌，字子敬，号太无，钱塘（今浙江杭州）人，自幼研习医学，曾得金代名医刘完素的徒弟荆山浮屠的真传，品德高尚，医术高超。南宋末年入宫为宦官，因医术高明而受到皇帝的宠信。南宋灭亡以后，罗知悌和南宋宫廷眷属一起被虏至元都燕京。在被羁留燕京的数十年间，罗知悌坚持不入内宫，后因病被赐外居。此后他"闭门绝人事，好读书，善识天文、地理、艺术"。罗知悌从 30 多岁被扣留在燕京直到古稀之年才被释放，回到江南老家杭州。

罗知悌在精心学习刘完素和荆山浮屠医术的同时，又悉心钻研金元时期另外两大名医张从正、李杲的学术思想，对各家的医学宗旨都有深刻而独到的见解。回到杭州以后，他仍是闭门谢客，潜心研究医学，将北方刘完素、张从正、李杲等人的医学思想及实践传至江南，在南北医学的交会融合上做出了杰出的贡献。

元泰定二年（1325），时年 45 岁的朱丹溪登门拜师，罗知悌因生性僻静，不爱与人接触，便将朱丹溪拒之门外。朱丹溪虽然被拒，却"志益坚，日拱立于其门，大风雨不易"。3 个月后，罗知悌终于被朱丹溪的诚意打动，纳其为徒，尽传医术，这段杏林佳话后人称之为"罗门拱立"。

在跟随罗知悌学医的过程中，朱丹溪发现罗知悌治病并没有固定的方子，而是视患者实际情况随时调整药方，而且一个药方中，有的攻补兼用，有的先攻后补，有的先补后攻。这使朱丹溪深受启发：古方治新病就有如拆旧屋建新房，经过匠人之手，旧屋得以合理利用，新房也更加绝妙，此为大医者的"随时取中"之法。

朱丹溪作为罗知悌的关门弟子，被其视为衣钵传人，罗知悌将刘、张、李三家之学及其自身的临证经验倾囊相授，使朱丹溪得以学贯南北，为其以后创立丹溪学派打下了坚实基础。

广开医门　学派形成

元泰定四年（1327），罗知悌去世，朱丹溪将其安葬，尽得其学而归，时年47岁。此后，朱丹溪在故乡义乌行医济世，课徒著书，并热心于地方和宗族的公益事业。《义乌县志·祠祀》中就有多条记载朱丹溪晚年热心公益的事迹：元文宗志顺二年（1331），51岁的朱丹溪主持修葺了朱氏宗祠；元惠宗至正四年（1344），时年64岁的朱丹溪夏季倡导修葺蜀墅塘，秋天修筑了祭田。

在朱丹溪行医的过程中，他客居金华时治愈了好友叶仪的滞下危症，赴浦江九岭山为戴士垚母亲治病，并收戴氏父子三人为徒，还撰成医书《格致余论》并邀请宋濂题辞，撰书《风水问答》持请胡翰为序。在长期的医疗实践中，朱丹溪援理入医，在继承刘、张、李三家学术思想的基础上，结合自己的实践经验，提出了"阳常有余，阴常不足"的名论，强调顾护人体阴液的重要性，形成了独特的"滋阴学说"。此外，他还毫无保留地把自己的医术传授于人，带出很多弟子，培养出了很多医学名家，除戴士垚、戴思恭、戴思温、戴思乐父子叔侄外，还有赵良本、赵良仁兄弟，赵道震，楼英，楼厘，徐彦纯，刘叔渊，程常，王履，贾思诚，虞诚斋，王顺，以及自己的次子朱玉汝和侄子朱嗣汜，他们后来都成为名医，在中国医学史上留下了印记，为中国医学的发展做出了卓越的贡献。

　　这批亲传弟子又把丹溪之学再传，直至三传、四传，如赵良本、赵良仁兄弟传给了各自的儿子赵友亨、赵友同和弟子夏建中、李肃，赵友同又传给了自己的儿子赵叔文，丹溪之学在赵家就得以三传。据《赤岸朱氏宗谱》记载，朱丹溪的儿子朱玉汝、侄子朱嗣汜，皆以医闻名于世。孙子朱文榍、孙女婿冯彦章、曾孙朱宗善亦以医著名。朱宗善还把自己所试用的经验和药方整理编撰，附在朱丹溪所著的《格致余论》后面，成为后来冠名丹溪系列著作的祖本。

　　朱宗善之后的 300 年，朱氏后人从医者亦比比皆是，现如今，朱丹溪第二十一世孙朱近人、第二十三世孙朱锐明依然在从事传统医学事业，继承和发扬朱丹溪医学文化。

　　600 余年来，丹溪学派长盛不衰，代有传人，私淑弟子更是不可胜数，遍及全国。程充、杨楚玉、卢和、方广、高子正等私淑丹溪之学，在流传的丹溪遗著的基础上编纂修订《丹溪心法》等系列著作，传播丹溪之学；虞抟、王纶、汪机等发扬光大丹溪学说并参以己见，形成自己的学术思想，造成深远影响；蒋用文及其子主善、主敬、主忠、主孝和王世相、卢铣等私淑丹溪之学，在实践中运用体验，有心得有经验，这些人是丹溪学派的基础，他们就像是金字塔的塔基，坚实而庞大，支撑着上面的塔尖——

丹溪学派，使之具有理论知识丰富和实践经验扎实的生命力。

［贰］朱丹溪的学术思想

朱丹溪 67 岁时，应一众弟子的多次请求，著《格致余论》一书，收录医论 42 篇，该书以《相火论》《阳有余阴不足论》两篇为中心内容，充分反映了朱丹溪的学术思想。《相火论》深入说明了相火为人身生命活动的原动力的道理，若反常妄动则变为贼邪而致人于病，并以此为基础，在《阳有余阴不足论》中创立了人身"阳常有余，阴常不足"的论点，强调保护阴精的重要性，确立"滋阴降火"的治疗法则。其他《饮食色欲箴》《养老论》《慈幼论》《茹淡论》等篇，则是围绕着养阴的观点，深入论述养生的道理，形成其养生寿老学说。

阳有余阴不足论

"阳有余阴不足论"是后世称朱丹溪为"滋阴学派"代表人物的主要依据。

朱丹溪首先从"天人相应"的整体观念出发，用天、地、日、月这些自然界的现象来说明阴阳的变化。他说："天，大也，为阳，而运于地之外；地，居天之中，为阴，天之大气举之。"又说："日，实也，亦属阳；月，缺也，属阴。"由于"人受天地之气以生，天之阳气为气，地之阴气为血。故气常有余，血常不足"，所以自然界中普遍存在着"阳有余阴不足"的现象。

接着，朱丹溪紧密联系人体的生理现象，进一步阐明"阳有余阴不足"理论的客观基础——人体阴精之难成易亏。他说："人身之阴气，其消长视月之盈缺，故人之生也，男子十六岁而精通，女子十四岁而经行。是有形之后，犹有待于乳哺水谷以养，阴气始成，而可与阳气为配，以能成人，而为人之父母。古人必近三十、二十而后嫁娶，可见阴气之难于成，而古人之善于摄养也。《礼记》注曰：惟五十然后养阴者有以加。《内经》曰：年至四十，阴气自半，而起居衰矣。又曰：男子六十四岁而精绝，女子四十九岁而经断。夫以阴气之成，止供给得三十年之视听言动，已先亏矣。人之情欲无涯，此难成易亏之阴气，若之何而可以供给也？"

一边是阴精十分难成，而另一边，"人之情欲无涯"，故此这难成易亏的阴精自然就更加不足了。更何况，肾主闭藏，肝主疏泄，两脏皆有相火，皆听命于心。"心动则相火亦动，动则精自走，相火翕然而起"，可见，阴精也时时在自然消耗。这样，人体就很容易阴阳偏颇，从而发生病变。

基于"阳有余阴不足"的思想，朱丹溪十分强调维护人体的阴精，并提出了不少针对性的摄生方法。如关于四时养生，他指出："天地以五行更迭衰旺而成四时，人之五脏六腑亦应之而衰旺。四月属巳，五月属午，为火大旺，火为肺金之夫，火旺则金衰。

六月属未，为土大旺，土为水之夫，土旺则水衰。况肾水常借肺金为母，以补助其不足，故《内经》谆谆于资其化源也。古人于夏，必独宿而淡味，兢兢业业于爱护也。保养金水两脏，正嫌火土之旺尔。《内经》曰：冬不藏精者，春必温病。十月属亥，十一月属子，正火气潜伏闭藏，以养其本然之真，而为来春发生升动之本。若于此时恣嗜欲以戕贼，至春升之际，下无根本，阳气轻浮，必有温热之病。"这是他对《素问·四气调神大论》中四时养生观点的发挥。

对于"心动则相火亦动，动则精自走，相火翕然而起，虽不交会，亦暗流而疏泄矣"的情况，朱丹溪从理学思维出发，指出古人圣贤"收心养心"的深远意义。接着，他又进一步阐述如何收摄身心："古人谓不见所欲，使心不乱。夫以温柔之盛于体，声音之盛于耳，颜色之盛于目，馨香之盛于鼻，谁是铁汉，心不为之动也！善摄生者，于此五个月出居于外。苟值一月之虚，亦宜暂远帷幕，各自珍重，保全天和，期无负敬身之教，幸甚！"谆谆告诫世人，珍惜和维护阴精。

相火论

朱丹溪的"相火论"是在其充分理解并吸收了寒凉派刘完素火热病机的基础上，又参之以"太极"之理，进一步加以阐发和补充而发展起来的。其与"阳有余阴不足论"紧密相连、互为补充，是朱丹溪最主要的学术观点之一。

朱丹溪认为"相火"包含两个方面：一是指正常的阳气之动，即生理性相火，朱丹溪认为"天主生物，故恒于动"，"人有此生，亦恒于动"，而"凡动皆属火"。火有君火、相火之分。朱丹溪认为"心，君火也"，而《内经》中言"心主神明"，由此朱丹溪得出君火主持人身的思维活动的观点。关于相火，朱丹溪认为其"生于虚无，守位禀命，因其动而可见"，又表示"天非此火不能生物，人非此火不能有生"。可见，相火指推动人身生生不息的原动力。二是指异常的阳气之动，即病理性相火。朱丹溪说："相火易起，五性厥阳之火相扇，则妄动矣。火起于妄，变化莫测，无时不有，煎熬真阴，阴虚则病，阴绝则死。"这种妄动之相火，乃阴虚火亢的邪火，故称之为"元气之贼"。

接着，朱丹溪又指出了相火的所寄之处：相火"具于人者，寄于肝肾二部，肝属木而肾属水也。胆者，肝之腑；膀胱者，肾之腑；心包络者，肾之配；三焦以焦言，而下焦司肝肾之分，皆阴而下者也"。他认为，肝、肾、胆、三焦为相火的根源，主要发源于肾。君火、相火，只有互相配合，才能温养脏腑，推动人身的各种功能活动。但是，相火之性易起，若五志之火变动反常，则"五性厥阳之火相扇"，如此，相火就会妄动，产生病理性的变化，以致"火起于妄，变化莫测，无时不有，煎熬真阴，阴虚则病，阴绝则死"。可以看出，相火既有推动人身生命活动的一面，如果反常妄动，又会有"煎熬真阴"而使人生病的一面。

于是，朱丹溪从理学角度出发，提出了以静制动的精神摄养观点。他引朱子说："必使道心常为一身之主，而人心每听命焉。此善处乎火者。人心听命乎道心，而又能主之以静，彼五火之动皆中节，相火惟有裨补造化，以为生生不息之运用耳，何贼之有？"又说："医者立教，恬淡虚无，精神内守，亦所以遏此火之动于妄也。盖相火藏于肝肾阴分，君火不妄动，相火惟有禀命守位而已，焉有燔灼之虐焰、飞走之狂势也哉？"在这里，朱丹溪既阐述了"心主神明，为君主之官"，又发挥了君火与相火之间主次从属关系，强调"正心""收心""养心"，以理智克服欲念，是抑制相火妄动的重要举措。相火论也成为朱丹溪滋阴降火的理论依据。

养生寿老学说

养生寿老学说在朱丹溪的学术思想中占有重要的地位，《格致余论》卷首便是饮食、色欲二箴，《茹淡论》《房中补益论》《大病不守禁忌论》则进一步具体阐明食色两方面的养生观，《慈幼论》《养老论》则针对不同年龄特点而立论。这些论述与《阳有余阴不足论》两相印证，构成丹溪养生论全貌。

朱丹溪在《胃气论》中说"人之阴气，依胃为养"，又在《茹淡论》里面说"味有出于天赋者，有成于人为者。天之所赋者，若谷、菽、菜、果，自然冲和之味，有食人补阴之功"。菽，指豆类。朱丹溪认为谷物、豆类、蔬菜、水果是人的最佳食品，于是在《慈幼论》中说，"若稠黏干硬，酸咸甜辣，一切鱼肉、木果、湿面、烧炙、煨炒，俱是发热难化之物，皆宜禁绝"。在《养老论》中又说："至于好酒、腻肉、湿面、油汁、烧炙、煨炒、辛辣、甜滑（滑，古时指使菜肴柔滑的作料，如淀粉一类），皆在所忌。"把其"节饮食"的观点具体到方方面面。

另外，朱丹溪还认为"夫妇之间，成之以礼，接之以时"，如果"殉情纵欲，惟恐不及"，要是再用燥毒药品以助之，那就难免"阴气虚耗，身亦憔悴"，所以要"正心、收心、养心，皆所以防此火之动于妄也"。他还吸收了儒家的养生观点，强调人心听命乎道心，主之以静，通过精神意识调节，理智地控制各种精神活动，使火动之中节，不违于常，把静心养心作为控制火动伤阴的重要环节。他在《房中补益论》中提出"君火不妄动，相火惟有禀命守位而已，焉有燔灼之虐焰、飞走之狂势也哉"。这是对《内经》"恬淡虚无，真气从之"的养生思想的发挥，强调了意识上的宁谧、精神上的清静，对保护阴精的重要性。

在保阴的同时，朱丹溪还提出扶养脾胃的观点。他认为，人在少年时，阴气未充，需要通过正确的饮食来哺育，但是到了老年时，人体则会"阴不足以配阳，孤阳几欲飞越"。所以，在《养老论》中，朱丹溪提出"因天生胃气尚尔留连，又借水谷之阴，故羁縻而定"。他认为，阴气根植于胃气，只有脾胃健旺，阴精才能得以充养。

可以说，朱丹溪是通过人体阳有余阴不足的生理状态，阐发情欲伤阴的机理，进而提出一系列慎身养性的方法，充实和完善了戒色欲的养生理论，从而形成其养生寿老思想学说。

"气血痰郁"四伤学说

朱丹溪治疗杂病注重气、血、痰、郁四伤学说，在由其弟子门人和私淑者根据朱丹溪学术思想、临床经验及平素所述编纂而成的《丹溪心法》等著作中，较全面地体现了这一学术观点。

气血论治是朱丹溪"攻击宜详审，正气须保护"治疗思想的具体体现，在《丹溪心法》等著作中虽然没有气血专篇论述，但朱丹溪的气血论是贯穿在整个杂病的治疗过程中的。朱丹溪认为，疾病的发生，正气虚是其关键原因，所以补虚是其气血论的特点。补气常用四君子汤，补血常用四物汤。在《丹溪心法·内伤》中，朱丹溪说"东垣《内外伤辨》甚详，世之病此者为多，但有挟痰者，有挟外邪者，有热郁于内而发者，皆以补元气为主……"在《丹溪心法·痘疮》中他又说："痘疮分气虚、血虚，用补。气虚者，人参、白术加解毒药；血虚者，四物汤中加解毒药。"丹溪在强调补气补血的同时，又非常重视气机的畅达。气机通顺畅达，诸恙皆愈。

在杂病论治方面，朱丹溪将许多病因归之于痰。他在《丹溪心法·痰》中认为"痰之为物，随气升降，无处不到"，又说："凡痰之为患，为喘为咳，为呕为利，为眩为晕，心嘈杂，怔忡惊悸，为寒热痛肿，为痞膈，为壅塞，或胸胁间辘辘有声，或背心一片常为冰冷，或四肢麻痹不仁，皆痰饮所致……百病中多有兼痰者，世所不知也。"由此可见他对"痰"在发病学上的高度重视。对于痰证的治疗，朱丹溪根据自己的临床经验，以二陈汤为基本方，并总结出"黄芩治热痰……竹沥滑痰……五倍子能治老痰，佐他药大治顽痰""痰在胁下，非白芥子不能达；痰在皮里膜外，非姜汁、竹沥不可导达……痰结核在咽喉中，燥不能出入，用化痰药加咸药软坚之味"等用药经验。同时，朱丹溪还反复强调痰证论治要"顺气为先"。

对于郁证，朱丹溪认为"气血冲和，万病不生。一有怫郁，诸病生焉，故人身诸病多生于郁"。从这里可以看出，朱丹溪认为在气、血、痰、郁等致病因素上，"郁"起着主导作用。因郁可致病，病久也可致郁，二者常互为因果关系。在治疗郁证方面，他创制辛开苦降的左金丸（黄连、吴茱萸组成）治疗"津液随上升之气，郁积而久，湿中生热，故从火化"之吞酸吐酸；创制越鞠丸（苍术、香附、抚芎、神曲、栀子组成）以治六郁。

朱丹溪认为，"气、血、痰、郁"是辨证论治一切杂病的总纲，四者既是一个有机的整体，又有所区别。其论病因多重"气血"，论病证则更重"痰郁"。气用四君子汤，血用四物汤，痰用二陈汤，郁用越鞠丸，参差互用，各尽其妙。

中药炮制经验

朱丹溪所著的《本草衍义补遗》是他研究中药的代表著作，其主要贡献有以下几个方面：

1. 增加药物品种：增加了《本草衍义》没有收载的药物品种，有防己、升麻、藁本、苏木、前胡、姜黄等 43 种。

2. 扩大药用部位：如将《本草衍义》中的"苋"仅用苋实，扩大为全株。

3. 补充药物药性：针对《本草衍义》中部分药物没有以阴阳五行来阐解药性的遗漏或疏忽进行了补充。

4. 发掘药物功能：对《本草衍义》中许多药只辨药物产地或药形、色味，而未言功能的，则进行了大量的增补。

5. 拓宽药物主治：努力拓宽《本草衍义》中的药物主治范围。

6. 纠正舛误：对《本草衍义》中一些舛误进行了纠正，并提出独到的见解。

7. 强调禁忌：针对《本草衍义》在用药禁忌方面的缺略情况，

特别强调药物使用的注意事项。

特别值得一提的是，朱丹溪非常重视炮制方法，常根据自己的临床经验，提出一些毒性药物的炮制方法。

该书虽文字不及万余，内容简短，但却凝结着朱丹溪依据自己精通理学和临床实践所得的经验，为后世研究本草提供了借鉴。

[叁] 丹溪弟子及私淑者传承

《四库全书总目提要》以"丹溪之学与宣和《局方》之争"作为"医之门户分于金元"的重要标志，并表明，《局方》"盛行于宋元之间，至震亨《局方发挥》出而医学始一变也"。在中国医学史上，朱丹溪的医学学说影响了整个明代的中国医学，并且明清时期的各个医学流派都可溯源到朱丹溪的医学学说。出现这种盛况的原因，除了在于朱丹溪医学学说本身的学术价值外，还在于其门下弟子中名医辈出，代代相传，形成了强大的"丹溪学派"，他们广泛地探索、研究、发挥、介绍、传播朱丹溪的医学学说，使其历经 600 多年而不衰，成为现如今保存完整、意义深远的国家级非物质文化遗产项目——朱丹溪中医药文化。

入室弟子

朱丹溪自罗知悌处学成医术回到家乡义乌开始行医后，"乡之诸医，始皆大惊，中而笑且排，卒乃大服，相推尊愿为弟子"（宋濂《故丹溪先生朱公石表辞》）。吴之器云："学成而归，每治，往

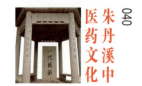
往以意为之，巧发奇中，按之书，无有也。诸医皆惊，已而讪且排者，卒乃大服，愿为弟子。其名藉甚，遍浙河东西，以至吴中，罕不知有丹溪生者。"

此后数年间，朱丹溪广开医门，收徒授业，弟子中出名的就有赵道震、赵良本、赵良仁、戴士垚、戴思恭、戴思温、戴思乐、张翼、楼英、王履、徐彦纯、刘叔渊、虞诚斋、楼厘、贾思诚、程常、王顺等近 20 人。

赵道震

赵道震，字处仁，原籍浙江金华，早年习医，研读历代医学典籍，后受学于名医朱震亨，医业益精。

明朝洪武己巳二十二年（1389）迁到安徽定远县，所以入了定远籍。《定远县志》中记载其"受学丹溪，所造益深，凡轩岐以下医书，靡不精究"。明朝永乐四年丙戌（1406），明成祖下诏修《永乐大典》，赵道震在定远奉敕进京，出任"五运六气"部主编，并著有《伤寒类证》。

赵良仁

赵良仁（1315—？），字以德，号云居，是赵良本的弟弟。赵良仁幼时跟随乡先生大儒柳贯学习，所以和戴良、宋濂都是同门。

赵良仁尽得朱丹溪医学之传，医术精良，治疗多有奇效，很多病症严重的卧床病患经过他的妙手都能痊愈，因此赵良仁在浙江东西部名声大噪。除了行医救人，赵良仁还广收弟子，并著有《医学宗旨》《丹溪药要或问》《金匮方衍义》，很大程度上推动了丹溪学派的发展壮大与传承。

戴士垚、戴思恭、戴思温、戴思乐

戴士垚（1307—1349），字仲积，浙江浦江人，为著名文学家戴良的哥哥，与宋濂有通家之好，戴士垚死后宋濂为其撰写了《戴仲积墓志铭》。戴士垚一直都研习儒学，直到至元四年（1338），戴士垚母亲病死于庸医之手而弃儒习医。宋濂在《戴仲积墓志铭》中这样讲述：垚之"母夫人病久不瘳，医之知名者，君悉迎致，其药饵之品多附子、灵砂之属，钱动数万计。君营治勤悴，而病益以增。后遇乌伤朱君彦修，始知其药之非，方图改法而母病不可为。君痛迫于心，且暮号泣，几不能终丧"。戴士垚对于母亲的死十分悲痛，继而萌发了学习医术的想法，于是便带着儿子戴思恭、戴思温，侄子戴思乐，一起拜入朱丹溪门下，学习医术。

戴思恭（1324—1405），字原礼，号肃斋，为戴士垚之子。《明史》有传。宋濂为之著有《送戴原礼还浦阳序》，谓"从朱先生彦修学医，先生见其颖悟倍常，倾心授之"，遂尽得其传，为丹溪的得意门生。戴思恭医术精深，疗疾多奇中，"服其剂者，沉疴豁然如洗"，明朝内阁首辅朱国祯在《涌幢小品》中称之为"国朝之圣医"。据《明史》记载：洪武中由太医院使诸暨石达（字良

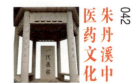
仁）推荐入朝，"有所疗治，立效，太祖爱重之"，将委以主持管理太医院之重任，以老病辞，授除迪功郎，就任正八品御医，风雨免朝。

戴思恭著有《推求师意》二卷，并校补整理编纂了朱丹溪的《金匮钩玄》，另有《类证用药》十二卷，《本草摘抄》若干卷。《推求师意》是戴思恭为阐发朱丹溪未尽之意而专门撰写的，《四库全书总目提要》中认为"原礼本震亨高弟，能得师传，故所录皆秘旨微言，非耳剽目窃者可比"，"此书独能委曲圆融，俾学者得其意而不滋流弊，亦可谓有功震亨者矣"。《金匮钩玄》收入内科病症 87 种，喉科、外科病症 12 种，妇科病症 16 种，儿科病症 22 种，共计 137 种。每种病症均简要地论述病因病机、治疗方药，并贯穿气血痰郁的辨证纲

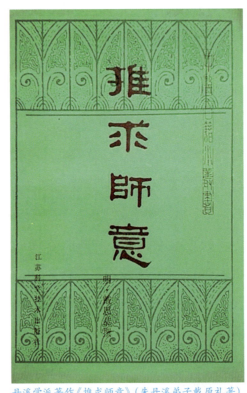

丹溪学派著作《推求师意》（朱丹溪弟子戴原礼著）

领，充分体现了丹溪学术思想在临床上的运用。因此，此书成为代表丹溪学术思想的重要著作，也是学习丹溪学术思想的重要参考文献。

戴思温（1336—1392），字原直，号益斋，为原礼之弟。亦受业于丹溪，而以医名。尝受燕王之聘，未受职而卒。《浦阳建溪戴氏宗谱》中记载，"洪武时，人少尝以医求，出游吴楚，东沿淮泗至齐鲁，往来公卿，闭虚而俟、束帛而迎者不可胜数。其志高而气威……士大夫不徒其术之精，而钦其德之进。方孝孺作《益斋记》美之"。可见，戴思温活动范围十分广泛，且很受权贵的追捧，这让他在朱丹溪医学思想的传播上起到了很大的作用。

戴思乐，字和之，戴良次子，为原礼从弟。《戴氏宗谱》言："儒医之学并得家传，才名与兄相拮。洪武间任本县医学训科，时与兄礼称为'二妙'。尤好施予病家，或有报赠，一无所受。"

戴氏父子叔侄四人，出身诗礼人家，儒而习医，成就最著。宋濂评价说："先生之弟子虽众，得其真切者，惟仲积父子为优。仲积不幸早逝，原礼以其学行于浙河之西，从之者日益多，由是先生之道沾被滋广，而三尺之童亦知先生之贤。此非原礼之所致耶！"戴士垚虽然早逝，也没有著作留存，但是在洪武己卯（即建文元年，1399 年），却因为儿子戴思恭成就显著，被追赠为太医院使。

楼英

楼英（1320—1389），一名公爽，字全善，号全斋，浙江萧山（今属杭州）人，幼业儒，于《周易》尤有心得。后在其父"贫欲资身，莫如为师；贱欲救世，莫如行医"的思想影响下，弃儒习医。据《萧山石塔楼氏宗谱》记载：楼英与戴原礼为姻表兄弟，"曾一度同师事丹溪先生之门"，著有《医学纲目》和《运气类注》。曹炳章《中国医学大成总目提要》赞誉《医学

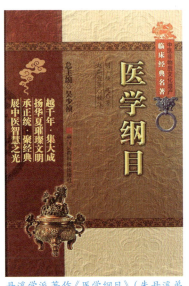

丹溪学派著作《医学纲目》（朱丹溪弟子楼英著）

纲目》为"医学类书中之最有法度者"。全书凡四十卷，内容包括总论、脏腑疾病、伤寒、妇人、小儿、运气等，记载病证治法方药，堪称中医的百科全书。楼氏首创的分纲列目编排病证的方法，对后世医学著作的编辑体例有很大影响。

王履

王履（1332—1391），字安道，号畸叟、奇翁，别号抱独山人，江苏昆山人。《明史》有传，谓其"学医于金华朱彦修，尽得其术"。洪武初，为秦王府良医正，一度移居长安，传播丹溪之学

于陕西。著有《医经溯洄集》《百病钩玄》《医韵统》《标题原病式》等。王履虽继承丹溪之学，但能根据临床的实际，发挥自己的独到见解，如主张伤寒与温病应当分别，对后世温病学的发展有很大影响。倡导中风内伤论，使中风的理论渐趋完善，对明清以后医学发展产生重要的影响。

徐彦纯

徐彦纯（？—1384），字用诚，浙江会稽（今浙江绍兴）人。徐彦纯早年生活在吴中地区，以教授《春秋》著名。李时珍《本草纲目》和《中医大辞典·医史文献分册》中都记载他为朱丹溪弟子，著有《本草发挥》和《医学折衷》。《医学折衷》后又经明刘纯增设二十三类，续增注说，共五十卷，更名《玉机微义》。

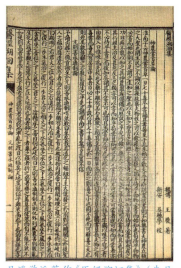

丹溪学派著作《医经溯洄集》（朱丹溪弟子王履著）

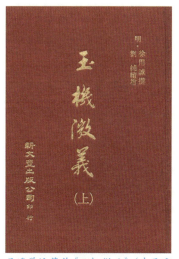

丹溪学派著作《玉机微义》（朱丹溪弟子徐彦纯、刘纯合著）

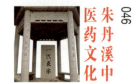

再传弟子

朱丹溪弟子众多，且不少弟子之间沾亲带故，或是父子，或是兄弟，或是姻亲关系，这样的关系使得朱丹溪的医学学说得以再传、三传乃至四传、五传。

赵良本、赵良仁一脉

赵良本和赵良仁两兄弟在跟随朱丹溪学习后，又把其医术传给了各自的儿子赵友亨和赵友同。

赵友同（1364—1418），字彦如，赵良仁之子，浙江浦江人，后徙居苏州。他从小勤奋好学，经常跟着宋濂四处游历。因为伯父赵良本与戴良的姻亲关系，赵友同得以跟随戴良学习。洪武末年，赵友同任华亭县学训导。永乐初年，任满升迁，因为姚广孝推荐说他精于医道，遂被任命为太医院御医；后因其对水利研究颇深，被派去浙西治水；又因为有大臣推荐说他文学造诣深厚，又被调去修撰《永乐大典》，授以副总裁。

时至清代，赵友同又把医术传给了儿子赵叔文。在乾隆十三年（1748）的《苏州府志》中有记载："友同有子叔文，字季敷，正统间著《救急易方》八卷。"由此可判断，朱丹溪的学说在赵家就得以三传，并代有名医。

赵良仁不仅把丹溪之学家传给子孙后代，还收了李肃和夏建中两位弟子。

据《松江府志》记载：李肃"十岁丧父，初习岐黄，从金华赵云居（良仁）游"。由此可见，李肃是赵良仁的亲传弟子，朱丹溪的再传弟子。永乐初年，李肃被推荐为松江府医学正科。

据《都公谭纂》记载：洪武间，因病受治于赵良仁，赵觉得夏建中可托，尽以其术授之。建中既精于医，尤潜心经术。永乐初，被荐为训导。陈太保有戒、俞司寇仕朝、李侍郎蕡、仰大理瞻，皆其弟子。从这段文字中可以看出，夏建中是赵良仁的亲传弟子，陈有戒、俞仕朝、李蕡、仰瞻四人又是夏建中的弟子，赵良仁的再传弟子，朱丹溪的三传弟子。

朱玉汝一脉

朱丹溪的医学在自己家中传给了儿子朱玉汝和侄子朱嗣汜，朱玉汝又传给儿子朱文榰和女婿冯彦章，朱文榰再传给儿子朱宗善。朱丹溪的学说在朱氏通过家传的方式一直传习至今，现有第二十一世孙朱近人、第二十三世孙朱锐明依然在从事传统医学事业，继承和发扬朱丹溪医学文化。

戴思恭一脉

从《浦阳建溪戴氏宗谱》《武进县志》中考证出，袁宝、王彬、王彦昭三人直接受皇帝之命从学于戴思恭。

《明史·盛寅传》中记载了王宾师从戴思恭的详情："初，宾与金华戴原礼游，冀得其医术。原礼笑曰：'吾固无所吝，君独不能少屈乎？'宾谢曰：'吾老矣，不能复居弟子列。'他日伺原礼出，窃发其书以去，遂得其传。"引发出一则偷书学医的故事。

此后，王宾将朱丹溪的学说又传给了盛寅、韩叔旸及王观等人。其中盛寅又为明太医院御医，著《医经秘旨》两卷，弘扬丹溪之学，并结合其临证经验，辨明疑似，以便后学者有所遵循，颇有价值。

据《吴江县志》记载："盛寅弟盛宏、子盛僎、侄盛伦、孙盛恺，俱以医世其家。又有刘毓、李思勉，亦俱传其术者。"由此可以看出，以上几人应该都是盛寅的弟子，朱丹溪的四传弟子。

虽然王宾向戴原礼学习的过程颇具戏剧性，但不可否认的是，他通过向戴原礼偷师，把朱丹溪的学说传到吴中大地，并且开枝散叶，绵延了300余年，是现如今朱丹溪中医药文化中不可或缺的一部分。

王履一脉

据《昆山县志》记载："王履子伯承，能继其武。永乐中，以医鸣于两京。后卒无嗣，尽以其秘传之婿沈仲实云。仲实号松岩，有士行。仲实之孙承先，亦善医，不嗜利。"由此可见，王履把医术传给了儿子王伯承，王伯承又传给了女婿沈仲实，沈仲实再传给儿子沈承先，丹溪之学在王履家中也是得以四传。

而王履的另一个徒弟许谌，也是通过家传的方式把丹溪之学传给了女婿陶浩。许谌，字元孚，苏州人。《苏州府志》记载，许谌"少从王履游，深造医道"。其婿陶浩，字巨源，太仓人。《太仓州志》谓其以儒攻医，"馆于许氏，传元孚业，能数起奇疾，远近闻其名，求疗者日至"。

刘叔渊一脉

刘叔渊，字橘泉，江苏常州人，师从朱丹溪，后又把其学传给了儿子刘纯。在刘纯撰写的《医经小学·序》中可以判定其师承："昔丹溪朱先生以医鸣江东，家君亲从之游，领其心授。"洪武初，刘纯移居长安（今陕西西安），在长安待了20多年后又随军迁移到凉州（今甘肃武威）。洪武二十八年（1395），刘纯定居甘州（今甘肃省张掖市）。《陕西通志》称其"博学工文辞，喜吟咏，深明医道。作《医经小学》《寿亲养老补遗》《伤寒治例》《玉机微义》等书"。

刘纯通过西迁把丹溪之学带到了陕西，并传给了朋友王天荫，明代著名戏曲家王九思《渼陂续集》中的《明故秦府良医正西林王君墓表》一文这样记载："时吴人刘宗厚者，上医也。北游关中，关中医无敢与言者，往往避匿，自以为不可及也。独天荫与之从游，上下反复辩论，而宗厚亦时时称善。故当时关中医刘、王并称。"从中可以看出，王天荫与刘纯的关系应是朋友，地位相当，但就学术相传而言，则是王天荫从刘纯处得传丹溪之学。

王天荫的儿子王经，字西林，是继王履之后的秦王府良医正。《墓表》中这样评价王经："尝著脾胃气血及伤寒诸论，大要与慈溪王汝言略同。其高有独阐古人之秘者，盖数十篇。"王汝言即朱丹溪的私淑弟子王纶，曾著《明医杂著》一书。该书学宗丹溪，把朱、李（东垣）的学术经验融合起来，参以其心得体会和临证经验而成。由此可见，王经的医学应该是源自父亲王天荫的教习，当然，前任秦王府良医正王履是朱丹溪的亲传弟子，对王经的影响也是显而易见的。

私淑弟子

明朝的 300 年中，私淑丹溪之学的学者和医者遍布全国，总结起来大致有以下三种类型：

第一种如程充、方广、卢和等，他们在私淑丹溪之学后，因编纂修订丹溪著作而取得成就，影响深远，但此类人述而不作，只是传播了朱丹溪的医学学说。

程充

程充，字用光，号后庵居士，安徽休宁人。程充十分推崇丹溪之学，因为看到朱丹溪的著述经其门人整理编辑有重复混杂的现象，便结合丹溪门人著作和朱丹溪曾孙朱贤家藏本重新编次，于 1481 年刊刻成《丹溪心法》。整编后的《丹溪心法》每篇先列朱丹溪原论，再列戴原礼辨证、正方，其次为附录方，同时又增入外科、倒仓等篇，能比较完整、系统地反映朱丹溪学术思想。

方广

方广，字约之，号古庵，也是安徽休宁人，精于医学并私淑朱丹溪。他认为程充修订的《丹溪心法》未删附录，与朱丹溪原本的思想有矛盾，所以将附录删去。同时，他又将与朱丹溪的方论互有发明的方论附于有关病目之后，前后历时 5 年，编成《丹溪心法附余》一书。该书卷首增加了朱丹溪的《本草衍义补遗》，并将王纶的《明医杂著》分列卷中。经方广精心删订的《丹溪心法附余》，既突出了朱丹溪辨证论治的宗旨，又简明切要，对于传播和研究丹溪之学有一定的影响。

卢和

卢和，字廉夫，东阳卢宅人，精于医理，著有《食物本草》两卷 、《儒门本草》等。卢和私淑丹溪之学，根据《丹溪衣钵》《丹溪荟萃》《丹溪钩玄》《丹溪心法》等书，删正裁取，附以己见，纂成《丹溪先生医书纂要》（简称《丹溪纂要》）两卷。

第二种如蒋用文、王世相、卢铣等，他们在实践中运用体验丹溪之学，有心得，有经验，并且在著作中有所体现，这类人可以说是丹溪学派的基础，由于他们的努力，丹溪学派具有实践和理论的长久生命力。

蒋用文

蒋用文（1351—1424），名武生，以字行，江苏武进人。蒋用文少年时承家学，父亲去世后开始习医，陈镐撰写的《蒋恭靖别传》中记述"其医主李明之、朱彦修，不执古方而究病所本，自为方，故所治恒十全"。蒋用文行医至南京，由戴原礼荐入太医院为御医，永乐八年（1410）升院判，著有《治效方论》。

蒋用文死后，长子蒋主善被召入京授为御医，后升为太医院院使。蒋主善与其兄弟主敬、主孝、主忠，都是当时有名的医者，所学皆传自于蒋用文。

王世相

王世相，字季邻，号清溪，蒲州（今山西永济）人。著《医开》七卷，《四库全书总目提要》对其高度评价，曰："是书凡二十四类，首载'或问'数条，谓医学至丹溪而集大成。盖亦主滋阴降火之说者。"

卢铣

卢铣，号水西，浙江鄞县（今属宁波）人。精医术，善治痘疹，著有《痘疹证治要诀》五卷。卷一、卷二论痘原、痘疹证治；卷三、卷四载治痘方一百四十一副，治痘药一百四十五味；卷五补遗，列痘疹顺逆、虚实、调养，瘢疹、水痘、大痘所出难易，以及丹溪《慈幼论》等。

第三种如虞抟、王纶、汪机等，他们发扬光大丹溪学说并参以己见，形成自己的学术思想，取得成就并产生深远影响。这批人使丹溪学说有所提高和发展，并对明清时代的其他医学流派产生了影响。

虞抟

虞抟（1438—1517），字天民，晚号恒德老人，浙江义乌人。虞抟的医术来自"祖父口传心授"，其与朱丹溪同乡，且曾祖虞诚斋为朱丹溪入室弟子，家中世代"均以震亨为宗"，他在《医学正传·序》中称自己的医术是"承祖父之家学，私淑丹溪之遗风"。在学宗丹溪之外，虞抟还博览群书，汲取众家之长，中年就名震江浙，《金华府志》称"义乌以医名者，代不乏人，丹溪之后，唯抟为最"。

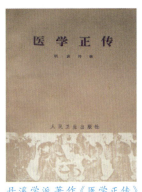

丹溪学派著作《医学正传》
（朱丹溪四传弟子虞抟著）

虞抟一生著述甚丰，著有《医学正传》八卷、《方脉发蒙》六卷，还著有《证治真铨》《苍生司命》《百字吟》《半斋稿》等医学著作。他的医疗经验与医学理论不但遍传国内各地，而且闻名于海外，尤其

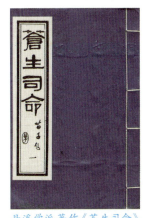

丹溪学派著作《苍生司命》
（朱丹溪四传弟子虞抟著）

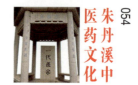

以日本为盛。在国内，当今医界的重要著作《中国中医中药名医名方总汇》中收入的虞抟验方就多达 156 个。

王纶

王纶（1453—1510），字汝言，号节斋，浙江慈溪人。《明史》中记叙"士大夫以医名者，有王纶……正德中以右副都御史巡抚湖广，精于医，所在治疾，无不立效。有《本草集要》《明医杂著》行于世"。此外，王纶还著有《医论问答》《节斋小儿医书》《胎产医案》。

《本草集要》有八卷，初作于明弘治壬子（1492），该书自序称"凡三易稿，历四寒暑而书成"，现流传本是嘉靖己酉（1549）邢某在陕西重刻本。该书在细微处阐发朱丹溪学术思想，明代人称此书为"本草中之善本"。

《明医杂著》目前流传的是薛己注释本，为六卷。该书阐述了王纶对杂病的证治方法，堪称其代表作。在书中，王纶发挥朱丹溪的"阳有余阴不足"思想，提出："人之一身，阴常不足，阳常有余。况节欲者少，过欲者多。精血既亏，相火必旺；火旺则阴愈消，而劳瘵、咳嗽、咯血、吐血等症作矣……世之人，火旺致病者，十居八九，火衰成疾者，百无一二……故补阴之药，自少至老，不可缺也。"此外，他在朱丹溪"大补阴丸"的基础上，作"补阴丸方论"，详加解说了加减之法，使朱丹溪的药论更加详细。

可以说，王纶首先完整地提出了养阴学说的理法方药，后来薛己在此基础上开创了命门温补派先河。

汪机

汪机（1463—1539），字省之，号石山，安徽祁门人，家族世代行医，祖父汪轮、父亲汪渭均为名医。汪机平时注意汇集前人著述，并加以整理。如《推求师意》一书，原为戴思恭所撰，后刊本存世不多见，汪机"睹其本于歙县，始录之以归，祁门人陈桷校而刊之"。

汪机一生握笔不辍，撰写医学著作直至古稀之年，且著述态度十分谨严，如《伤寒选录》一书数十年才完成，《医学原理》一书也写了 8 年才成。此外，他的著作还有《石山医案》《运气易览》《续素问钞》《针灸问对》《脉决刊误集》《外科理例》《痘治理辩》《本草会编》《医读》《内经补注》等，共 13 种。汪机所著书中影响最大的是《石山医案》一书，该书经门人陈桷"取机诸弟子所记机治疗效益，裒为一集"，全书三卷。

汪机的医学主旨源自朱丹溪，但又旁通李东垣，他在《石山医案·营卫论》中提出"丹溪以补阴为主，固为补营；东垣以补气为主，亦补营也"。以营卫之说，横贯两家，不能不说是对朱丹溪学说的发展。

汪机继承发展了丹溪的气血论，既是明代温补大师孙一奎的先

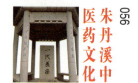

生，又是新安医学的开山鼻祖，其新感学说突破了温病都属伏邪化热的传统观念，开拓了温病学派的思路，丰富了温病发病学内容。

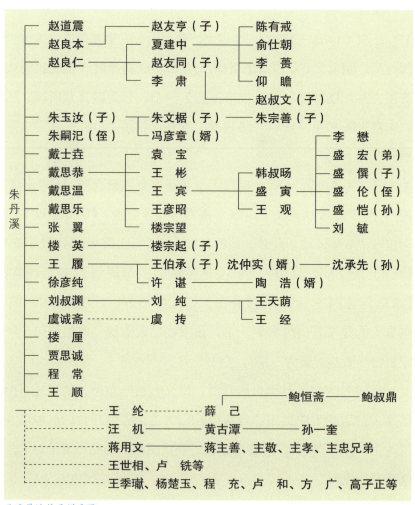

丹溪学派传承谱系图

朱丹溪中医药文化传承谱系表

代别	姓名	性别	出生年	文化程度	传承方式	学艺时间	居住地址
第一代	朱丹溪	男	1281	乡试			浙江义乌
第二代	朱玉汝	男	1304	私塾	家学	不详	浙江义乌
	朱嗣汜	男	1323	私塾	家学	不详	浙江义乌
	赵良本	男	1303	私塾	师徒	1343	浙江浦江
	赵良仁	男	1315	私塾	师徒	1343	浙江浦江徙江苏吴中
	戴士垚	男	1307	私塾	师徒	1343	浙江浦江
	戴思恭	男	1324	私塾	师徒	1343	浙江浦江
	戴思温	男	1336	私塾	师徒	1343	浙江浦江
	王 顺	男	1319	私塾	师徒	不详	浙江义乌
	楼 英	男	1320	私塾	师徒	不详	浙江萧山
	王 履	男	1332	私塾	师徒	不详	江苏昆山徙陕西西安
	戴思乐	男	不详	私塾	师徒	1343	浙江浦江
	赵道震	男	不详	私塾	师徒	不详	浙江义乌徙安徽定远
	徐彦纯	男	不详	私塾	师徒	不详	浙江绍兴
	刘叔渊	男	不详	私塾	师徒	不详	江苏常州
	虞诚斋	男	不详	私塾	师徒	不详	浙江义乌
	楼 厘	男	不详	私塾	师徒	不详	浙江丽水
	贾思诚	男	不详	私塾	师徒	不详	浙江浦江
	程 常	男	不详	私塾	师徒	不详	浙江东阳
	张 翼	男	不详	私塾	师徒	不详	不详
	王 纶	男	1453	私塾	私淑	不详	浙江慈溪
第三代	朱文椐	男	1344	私塾	家学	不详	浙江义乌
	朱文栐	男	1371	私塾	家学	不详	浙江义乌
	冯彦章	男	1393	私塾	家学	不详	浙江义乌
	赵友同	男	1364	私塾	师徒	不详	浙江浦江
	楼宗起	男	1353	私塾	师徒	不详	浙江萧山
	楼宗望	男	1355	私塾	师徒	不详	浙江萧山

（续表）

代别	姓名	性别	出生年	文化程度	传承方式	学艺时间	居住地址
第三代	刘 纯	男	1363	私塾	师徒	不详	江苏泰州迁陕西西安又迁甘肃张掖
	赵友亨	男	不详	私塾	师徒	不详	浙江浦江
	李 肃	男	不详	私塾	师徒	不详	上海松江
	夏建中	男	不详	私塾	师徒	不详	江苏苏州
	王彦昭	男	不详	私塾	师徒	不详	江苏常州
	王 宾	男	不详	私塾	师徒	不详	江苏苏州
	王伯承	男	不详	私塾	师徒	不详	江苏昆山
	许 谌	男	不详	私塾	师徒	不详	江苏苏州
	王天荫	男	不详	私塾	师徒	不详	陕西西安
	袁 宝	男	不详	私塾	师徒	不详	不详
	王 彬	男	不详	私塾	师徒	不详	不详
	鲍恒斋	男	不详	私塾	师徒	不详	不详
	薛 己	男	1487	私塾	师徒	不详	江苏苏州
	汪 机	男	1463	私塾	私淑	不详	安徽祁门
	蒋用文	男	1351	私塾	私淑	不详	安徽淮南
第四代	朱宗善	男	1369	私塾	家学	不详	义乌
	商 节	男	1360	私塾	师徒	不详	浙江义乌
	仰 瞻	男	1390	私塾	师徒	不详	江苏苏州
	盛 寅	男	1375	私塾	师徒	不详	江苏苏州
	沈仲实	男	不详	私塾	师徒	不详	江苏昆山
	陶 浩	男	不详	私塾	师徒	不详	江苏太仓
	王 经	男	不详	私塾	师徒	不详	陕西西安
	陈有戒	男	不详	私塾	师徒	不详	不详
	俞仕朝	男	不详	私塾	师徒	不详	不详
	李 蕡	男	不详	私塾	师徒	不详	不详
	虞 润	男	不详	私塾	家学	不详	浙江义乌
	鲍叔鼎	男	不详	私塾	师徒	不详	不详
	黄古潭	男	不详	私塾	师徒	不详	安徽黟县
	蒋主善	男	不详	私塾	师徒	不详	安徽淮南

（续表）

代别	姓名	性别	出生年	文化程度	传承方式	学艺时间	居住地址
第五代	虞抟	男	1438	私塾	家学	不详	浙江义乌
	盛宏	男	不详	私塾	师徒	不详	江苏苏州
	盛僎	男	不详	私塾	师徒	不详	江苏苏州
	盛伦	男	不详	私塾	师徒	不详	江苏苏州
	盛恺	男	不详	私塾	师徒	不详	江苏苏州
	刘毓	男	不详	私塾	师徒	不详	江苏苏州
	李思勉	男	不详	私塾	师徒	不详	江苏苏州
	沈承先	男	不详	私塾	师徒	不详	江苏昆山
	孙一奎	男	1522	私塾	师徒	不详	安徽黟县
第六代	龚蒙吉	男	不详	私塾	师徒	不详	浙江义乌
	月湖	男	不详	私塾	师徒	不详	日本人旅居杭州
第七代	朱治	男	1489	私塾	家学	不详	浙江义乌
	田代三喜	男	1465	私塾	师徒	不详	日本
第八代	朱槐里	男	1515	私塾	家学	不详	浙江义乌
	朱时雍	男	1520	私塾	家学	不详	浙江义乌
	曲直濑道三	男	1507	私塾	师徒	不详	日本
第九代	朱诚远	男	1539	私塾	家学	不详	浙江义乌
	朱滋	男	1549	私塾	家学	不详	浙江义乌
	曲直濑玄朔	男	1549	私塾	师徒	不详	日本
	曲直濑正淋	男	不详	私塾	师徒	不详	日本
	施药院全宗	男	1526	私塾	师徒	不详	日本
	秦宗巴	男	不详	私塾	师徒	不详	日本
	曲直濑正纯	男	不详	私塾	师徒	不详	日本
第十代	朱钦圭	男	1563	私塾	家学	不详	浙江义乌
	朱钦贵	男	1587	私塾	家学	不详	浙江义乌
	冈本玄治	男	1587	私塾	师徒	不详	日本
	长泽道寿	男	不详	私塾	师徒	不详	日本
	古林见宜	男	1579	私塾	师徒	不详	日本
	飨庭东庵	男	不详	私塾	师徒	不详	日本
	林市之进	男	不详	私塾	师徒	不详	日本
	井上玄彻	男	不详	私塾	师徒	不详	日本

（续表）

代别	姓名	性别	出生年	文化程度	传承方式	学艺时间	居住地址
第十代	野间玄琢	男	不详	私塾	师徒	不详	日本
	山胁玄心	男	不详	私塾	师徒	不详	日本
	养亭庵	男	不详	私塾	师徒	不详	日本
	井关玄悦	男	不详	私塾	师徒	不详	日本
第十一代	朱淳倍	男	1668	私塾	家学	不详	浙江义乌
	松下见林	男	不详	私塾	师徒	不详	日本
	味冈三伯	男	不详	私塾	师徒	不详	日本
第十二代	朱懋允	男	1621	私塾	家学	不详	浙江义乌
	朱懋诗	男	1718	私塾	家学	不详	浙江义乌
	朱懋志	男	1735	私塾	家学	不详	浙江义乌
	冈本一抱	男	1654	私塾	师徒	不详	日本
	井源道阅	男	不详	私塾	师徒	不详	日本
	浅井周伯	男	不详	私塾	师徒	不详	日本
	小川朔庵	男	不详	私塾	师徒	不详	日本
第十三代	朱熙煊	男	1757	私塾	家学	不详	浙江义乌
第十四代	朱载槐	男	1710	私塾	家学	不详	浙江义乌
	朱载贵	男	1765	私塾	家学	不详	浙江义乌
第十五代	朱锡樽	男	1782	私塾	家学	不详	浙江义乌
	朱锡标	男	1811	私塾	家学	不详	浙江义乌
	陈正均	男	不详	私塾	家学	不详	浙江义乌
第十六代	朱鸿材	男	1815	私塾	家学	不详	浙江义乌
	陈大章	男	不详	私塾	家学	不详	浙江义乌
第十七代	朱新铭	男	1846	私塾	家学	不详	浙江义乌
	陈汝森	男	不详	私塾	家学	不详	浙江义乌
第十八代	陈无咎	男	1884	私塾	家学	不详	浙江义乌
	骆虞廷	男	1896	小学	家学	不详	浙江义乌
	朱叙芬	男	1904	私塾	家学	不详	浙江义乌
第十九代	朱益清	男	1937	私塾	师徒	1953	浙江义乌
	冯汉龙	男	1931	初中	师徒	1956	浙江义乌
第二十代	朱智彪	男	1970	大专	师徒	1996	浙江义乌

代别	姓名	性别	出生年	文化程度	传承方式	学艺时间	居住地址
	朱锐明	男	1958	硕士	家学	1975	浙江义乌
	朱近人	男	1966	本科	家学	1983	浙江义乌
第二十代	王宏献	男	1967	博士	师徒	1985	浙江义乌
	张庆平	男	1968	硕士	家学	1989	浙江义乌
	宋正雷	男	1962	本科	师徒	1981	浙江义乌

［肆］丹溪学派重要著作

翻开朱丹溪中医药文化 600 年绚烂的画卷，我们可以发现，丹溪学派不仅著作多，而且学术价值高、影响大。据不完全统计，朱丹溪亲著及冠名"丹溪"的著作就有 44 种，包括《格致余论》《局方发挥》《金匮钩玄》《丹溪心法》《丹溪心法附余》及《医经溯洄集》《玉机微义》《医学正传》《明医杂著》《石山医案》等，有 10 余种入选《四库全书》。这些著作中有丹溪手著，主要是朱丹溪晚年时期对自己医学思想和医学方法的总结，也有门人后学整理研究朱丹溪学术的著作，主要是朱丹溪后世弟子对丹溪学说深入学习和研究之后的转述、总结和升华。这些著作成为研究朱丹溪学术思想的重要资料。在朱丹溪中医药文化入选为非物质文化遗产的考察中，这些著作得到了梳理和考证，去伪存真，辨正纠讹，丹溪学派的学说得以正本清源。

丹溪手著

史载丹溪手著的著作有 7 种，分别是朱丹溪晚年时期应弟子请求而撰写的《格致余论》《局方发挥》《本草衍义补遗》《风水问答》《伤寒辨疑》《外科精要发挥》及《宋论》。其中，后三种已亡佚。此外，经

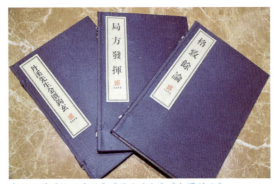

朱丹溪著《格致余论》《局方发挥》《金匮钩玄》

戴原礼整理丹溪手札遗稿编撰而成的《金匮钩玄》也被认为是丹溪手著。

1.《格致余论》一卷

《格致余论》成书于至正七年（1347）十一月，是朱丹溪医学生涯中的首部医学著作。丹溪自序介绍因"古人以医为吾儒格物致知之一事"，遂以《格致余论》为书名。

全书内容丰富，是朱丹溪的代表作，共收录医论42篇，是朱丹溪多年行医实践的记录和经验总结，其中有很多都是发前人所未发、言前人所不敢言的医学观点。涉及内容相当广泛，着重阐述了"阳常有余，阴常不足"医理，其"相火论"的观点在书中得到极致发挥，其中在养生学、老年医学、优生学等方面都有许多独到见解。

《四库全书总目提要》云："《格致余论》，一卷。江苏巡抚采

进本。元朱震亨撰……编前有自序云：古人以医为吾儒格物致知
之一事，故特以是名书。盖震亨本儒者，受业于许谦之门，学医
特其余事，乃性之所近，竟不以儒名而以医名。然究较方技者流
为能明其理，故其言如是。戴良《九灵山房集》有《丹溪翁传》，
叙其始末甚详云。"

《格致余论》元代即有刻本问世，明万历二十九年（1601），
吴学勉校刻《医统正脉》，收录此书；此后，岭南云林阁《东垣十
书》，清光绪庚子年间的《丹溪全书》刻本有收录。1956 年，人
民卫生出版社曾有《格致余论》影印本印行；浙江省中医药研究
院文献研究室编校的《丹溪医集》中，《格致余论》列为第一种；
2005 年 8 月，人民卫生出版社出版"中医临床必读丛书"，其中
《格致余论》作为单行本印行。

2.《局方发挥》一卷

《局方发挥》是朱丹溪的第二部医学著作，主要以《素问》
《难经》等医学典籍为依据，针对宋代方书《太平惠民和剂局方》
仅于每方之下条列症状，而不论述病因病机、立法简单而又少变
通、用药偏于刚烈香燥等问题，并结合自己的临床心得，以问答
形式，展开论辩和质疑，逐一剖析其误人之处。全书分七部分，
每部分大多设有绪论，继以问答形式展开论辩和质疑，共列 31
条，在理论上阐发了"阳常有余，阴常不足"的观点，力戒温补，

反对滥用香燥之药，主要就中风、气及脾胃、痢疾等病，指出《和剂局方》的根本弊端在于理法方药脱节，忽视辨证论治，从而反映了金元时代迅猛发展的医学新理论，对旧观点、旧理论的扬弃，反映了当时辨证论治思想的复兴。所以，《四库全书总目提要·医家类》以"丹溪之说与宣和《局方》争"作为"医之门户分于金元"的重要标志。

《四库全书总目提要》云："《局方发挥》，一卷，江苏巡抚采进本。元朱震亨撰。以《和剂局方》不载病源，止于各方下条列证候，立法简便而未能变通，因一一为之辨论。大旨专为辟温补、戒燥热而作。"

《局方发挥》目前国内所见版本有：明嘉靖八年（1529）梅南书屋刻本、明万历二十九年（1601）《古今医统正脉全书》本、明吴兴嘉业堂刻本、日本万治二年（1659）村上勘兵卫刻本、日本元禄二年（1689）书肆武村新兵卫刻

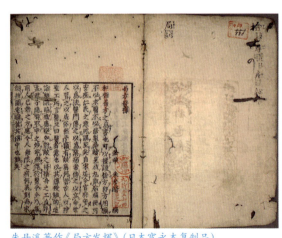

朱丹溪著作《局方发挥》（日本宽永本复制品）

本、清光绪七年（1881）岭南云林阁《东垣十书》本、清光绪二十六年（1900）《丹溪全书》本、1956年人民卫生出版社影印本等。

3.《本草衍义补遗》一卷

北宋宣和元年（1119），医官寇宗奭编撰了一部简单实用的中草药书籍《本草衍义》，该书记载常用药物460种，比较详尽地阐发了各种药物的性能和辨认的方法，并指出用药要结合年龄老少、体质强弱、疾病新久等具体情况，不可一概而论，深得当时医家的青睐，朱丹溪对之也十分推崇。但朱丹溪在医疗实践中又感到《本草衍义》还存在着很多不足之处，如对药物毒性的阐述就很不够，有些药物的用途描述还不够详尽，还有一些常用药物缺载，当然也不免存在一些记载有误之处。于是，便对《本草衍义》进行了补充和订正，名为《本草衍义补遗》。

《本草衍义补遗》共收录中药154种，包括增补43种，对每一种药的性能、功用都进行了详细的描述，从两方面补充了寇宗奭的《本草衍义》：一是修正其谬误，主要指出金石类药物的毒性，如申明石钟乳剽悍之性、硝石善消化驱逐、铅有剧毒等等；二是增补药物，书中新增药物43种，并从性味功效、归经主治、药材鉴别等方面，一一予以说明。

《本草衍义补遗》尚无单刻本，已收入方广增订的《丹溪心法附余》中。世传版本有明嘉靖十五年丙申（1536）姚文清刻本、明嘉靖十九年庚子（1540）刻本、明嘉靖大业堂刻本，明隆庆六年壬申（1572）施笃臣刻本、明万历二十八年庚子（1600）沈九畴刻本、

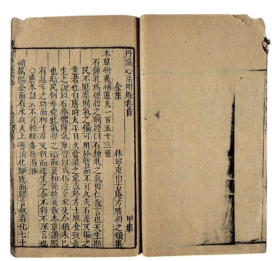

朱丹溪著作《本草衍义补遗》

明万历天启金陵唐鲤耀刻本、明崇祯八年乙亥（1635）彭塯刻本、日本宽文十一年辛亥（1671）喜左卫门刻本、清乾隆十六年辛未（1751）大兴堂刻本、清大文堂刻本、清书林德让堂刻本、清福建多文堂刻本、清尚俭堂刻本、清慎修堂刻本、清福建宝章堂刻本、1912年上海文瑞楼石印本、1920年浙江绍兴墨润堂石印本、1924年泸江海左书局石印本。

4.《风水问答》一卷

据宋濂《故丹溪先生朱公石表辞》和戴良的《丹溪翁传》，该书应成于朱丹溪晚年，是其针对当时江南地区风水学说盛行，很多人家在墓地的选择上陷入误区的情况，撰写的一部破除迷信的

著作。

朱丹溪在《风水问答》一书中指出了风水迷信对人们思想的影响和带来的生活的不便。胡翰在阅读全文之后十分赞赏朱丹溪的勇气和观点，立即写序表示支持。姑苏人王行看了《风水问答》之后，又为之写了跋，他认为朱丹溪在《风水问答》中对葬地风水的批判，是不溺于流俗的表现。朱丹溪的好友宋濂在读了朱丹溪的《风水问答》之后，也写了一篇《慈孝庵记》，阐述了自己对风水问题的见解，积极支持朱丹溪在书中所阐述的对风水问题的看法。

因为该书不是医学著作，所以多种医学书目中都没有出现著录，学术界一度认为该书早已亡佚。后浙江省温州医学院刘时觉在整理《丹溪治痘要法》时，从《奚囊广要》中发现。卷首题为：丹溪朱震亨著，卷末则题：吴郡顾元庆大有校阅。全书仅 11 叶，每半叶 9 行，行 18 字，为明嘉靖七年戊子（1528）童氏乐志堂刻《奚囊广要》本，无序跋，末有"龙山童氏新雕"六字阳文篆章。

5.《金匮钩玄》三卷

朱丹溪撰，戴原礼校注，大约成书于元至正十九年至二十一年间（1359—1361）。

《明史》、李谦《医史》、《四库全书总目提要》都认为，本书是出自朱丹溪之手而经戴原礼校订增补而成，"戴原礼订正其师丹

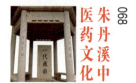
溪先生《金匮钩玄》三卷，间附以己意"，"中称'戴云'者，原礼说也"。但宋濂《故丹溪先生朱公石表辞》、戴良《丹溪翁传》都未载此书。周学海认为"乃戴原礼节抄其师朱丹溪医案中语"，缀拾成篇，"故各类证治，殊不能全"。

在朱丹溪中医药文化非遗考证过程中，工作人员发现该书的语言文辞多为语录式，在仔细检阅了《名医类案》《续名医类案》等书中的丹溪医案后发现，不少地方是完全一致的，并且书中有与《本草衍义补遗》等书重复的地方，如痰门的黄芩、枳实条等。据此推测，该书可能是朱丹溪随时口授，戴原礼随手笔录，或戴原礼整理朱丹溪的笔记、医案而成。

此书又名《平治荟萃方》。《中国医籍考》言，"别有《平治荟萃方》三卷，与《钩玄》一书异名耳"。经核对，二书前后均无序跋，卷数、分门别类及其次序完全一致，语句文辞、方剂药物也都相同。

《金匮钩玄》目前国内所见版本有：明成化二十一年（1485）山阳沈纯刻本、明慎修堂刻本、明万历二十九年（1601）《古今医统正脉全书》本、清光绪十七年（1891）《周氏医学丛书》本、清光绪二十六年（1900）《丹溪全书》本、清光绪二十年（1894）刻本、清文奎堂刻本、清二酉堂刻本、1931年上海中医书局石印本等。

后学编集

以《金匮钩玄》为蓝本，后人编纂修订而冠以朱丹溪之名的书籍不少。这类书虽然没有自己的观点，只是对朱丹溪的医理、技法和医案进行整理编纂，但是这些书在很大程度上让朱丹溪的医学学说得以传世和发扬光大，其影响力也是非常大的。其中，以《丹溪心法》一书流传最广，是这类书的代表。但这些书都不是出自朱丹溪手笔，并且大多是广收群方进行整理合辑，虽然冠着朱丹溪的名，但未必是朱丹溪的原意，其中掺杂了一些其他医家的学术观点，所以对这类书要根据内容具体辨析。

1.《丹溪心法类集》四卷

杨珣辑，成书于明景泰（1450—1456）年间。

《中国医籍考》中根据《医藏目录》一书确定此书为杨珣编辑而成，并认为成书早于程充编辑的《丹溪心法》。在明正德三年（1508）刻本中，卷首署名为"长安后学恒斋杨珣类集，吴陵后学刘勋校正"。

书分春、夏、秋、冬四集。春集中有《本草衍义补遗》及《十二经见证》《不治已病治未病》《审察病机无失气宜》《治病必求于本》等4篇论文；其余各集共录各科疾病106门，多以内伤杂病为主。此书内容与程充徽版《丹溪心法》相近，但更为简略，并且排列分类也稍有差异。因方剂不分入方、附方而统归于一，程充认为其"多失本旨"。

杨珣生平不详，据《中国医籍考》记载，杨珣还著有《伤寒撮要》《针灸撮要穴法》《针灸详说》《针灸集书》。从《针灸集书自序》可知，杨珣"由太医院出，亲炙当代名人；博览群籍，必得其旨要"，至乙亥（1455）书成，编书方法仍是"悉类而集之"。明初自洪武至永乐、正统年间，戴原礼、蒋用文、盛寅、赵友同先后任太医院院使或御医，丹溪学派势力强盛，杨珣得"亲炙当代名人"而接受丹溪之学，这是其学术渊源所来。后为之校正《类集》的"吴陵后学刘勋"，则很有可能是洪武间举家北迁关中的丹溪弟子吴陵刘纯的后人。

2.《丹溪秘传方诀》十卷

无名氏辑，最早刊行于明成化十一年（1475）。国内多种书目均不曾记载，现《中医图书联合目录》也没有记载，仅在《中国医籍考》中有些许文字记载了此书，并载明张应雕跋。这本书现在可能仅

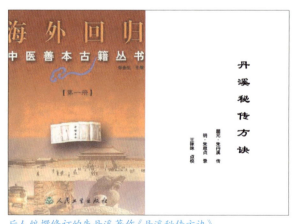

后人编撰修订的朱丹溪著作《丹溪秘传方诀》

日本有存。

该书在 2002 年收录于"海外回归中医善本古籍丛书",从日本引回,由人民卫生出版社出版发行,其版本为日本宫内厅书陵部藏江户初期抄本。该书述证论治与《金匮钩玄》类似但更加简略,全书十卷,与《金匮钩玄》虽有卷数差别,但总篇幅相差不大。分 121 门,与《金匮钩玄》分 139 门也十分相似,只是互有分、并。经核对,消渴、漏、附骨痈等可见于《金匮钩玄》的消渴泄泻、肠痈、结核门,而《金匮钩玄》妇人科 19 门在本书合并为产前、产后、崩漏、经病、子嗣 5 门。可以说,本书基本内容与《金匮钩玄》完全吻合,但编排杂乱、语句简略朴素,似乎是未经戴原礼校正的原本。由此看来,张应雕所说的"彦修先生家藏书"应该所言非虚。

3.《丹溪心法》五卷

程充辑,成书于明成化十七年(1481)。

《丹溪心法》同样是朱丹溪的弟子和私淑者收集丹溪医事活动及言论编辑而成。该书最初有两个版本,一个是明景泰年间(1450—1456),杨珣根据已有的反映朱丹溪医学实践及其思想理论的书籍辑录整理而成的《丹溪心法类集》,该书最初刊刻于西安,被称之为"陕版"。成化初年(约 1465),四川王季瓛又在"陕版"《丹溪心法类集》的基础上增加了一些附方,重新刊刻,称为"蜀版"。到成化十七年（1481）休宁（今安徽省休宁县）人程充因对杨、李二家的版本都不甚满意，认为杨珣集录的本子篇目和原书多有重复，有些又有遗漏，再附上其他人的议论，有鱼龙混杂、玉石不分之嫌。王季璊在杨珣的基础上再增添内容，更加失去了原书的本旨。于是程充就以朱丹溪的《平治荟萃方》，徐用诚、刘纯的《玉机微义》，罗天益的《卫生宝鉴》，杜思敬的《济生拔萃》以及李东垣、刘河间等人的医书为校本，对原书进行了认真的校勘整理，"究尾会首，因证求方"。后来他又在义乌人王允达的帮助下，得到了朱丹溪的曾孙朱贤的家藏本，与以上各书合而参考，校勘整理。

徽版《心法》卷首载"十二经见证"等总论六篇，书末附宋濂《故丹溪先生朱公石表辞》、戴良《丹溪翁传》，证治分列100门，将《金匮钩玄》139门合并成78门，增补22门，以内科杂病为主，兼及外科、妇科、儿科各科。程充"以丹溪原论，考订无误，录于证首；次附戴原礼辨证；次录正方。以见正法不杂"。周学海说，"后来作《丹溪心法》者，即取此（《金匮钩玄》）以冠各类之首"，故《丹溪心法》实为《金匮钩玄》的增订本。收录的方剂分入方与附方，入方为丹溪所订，附方则取其他医家所著，各门又设"附录"以"存编者之意"，并非纯属丹溪原论。曹炳章评价说："其书虽有后人繁集，法宗丹溪，能阐明学理，犹为医学切要，可谓师传心法也。"诚为得当不易之语。

《丹溪心法》目前国内现存的版本主要有明成化十七年（1481）刻本、明

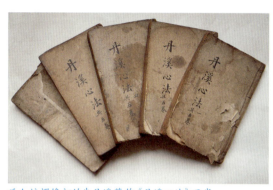

后人编撰修订的朱丹溪著作《丹溪心法》五卷

弘治六年（1493）休宁程氏刻本、明嘉靖三十三年（1554）养正书馆刊本、清乾隆间世德堂刊本、清文奎堂刻本、清二酉堂刻本、清尚德堂刻本、清两仪堂刻本等，其他还有明万历二十九年（1601）王肯堂的《古今医统正脉全书》、清光绪二十六年（1900）《丹溪全书》10 种、1935 年商务印书馆辑的《丛书集成初编》均将本书收入其中。

4.《丹溪纂要》四卷

卢和编辑，成书于明成化二十年甲辰（1484）。

卢和认为程充《丹溪心法》"遗漏尚多"，在其叔父卢安泽广求丹溪遗稿的基础上，对《心法》诸书"删正裁取，更加润色，以归于一。其有附会谬说，窜入杂方，直削之"，又摘取《格致余论》等书要语及门人所录方论，重予修订，整理编纂而成。《中国医籍考》根据费延之《纂要·序》所言，"《丹溪纂要》，海内刻之

累矣；重校之者，江阴蟠龙山人也。山人姓赵，讳应春……"认为赵应春《丹溪心要》即此书。又有"山阴适适道人校"的《丹溪要删》八卷，"亦惟改是书篇目者，乃明时坊刻也"。可见"丹溪纂要、丹溪心要、丹溪要删"其实是一书三名，只是校刊者不同而已。

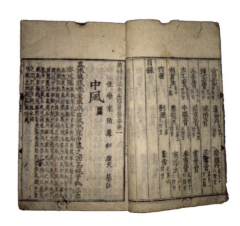

后人编撰修订的朱丹溪著作《丹溪纂要》［日本承应二年（1653）刊］

书列各科疾病 78 门，收有附方 248 首，而附载的不少医案则是《心法》诸书中没有的。此外，还载有朱丹溪已佚著作《外科精要发挥》的部分内容，为保存朱丹溪学说作出了重要贡献。

现存主要版本有明成化二十年（1484）刻本、明嘉靖二十六年（1547）卢尧亮重刻本、明嘉靖三十八年（1559）赵应春重校刊本、朝鲜通训大夫李元诚等重校刊本 4 种。

5.《丹溪治痘要法》一卷

侯弼辑，成书时间未详，收于明嘉靖七年（1528）年童氏乐志堂刻《奚囊广要》，施衿三校正。共 21 条，卷首节录丹溪《格致余论·痘疹陈氏方论》，后载痘疮将出、初起、须分气血、表里、黑陷、灰白、全白、痘后风、痘痈等，附案二则，即《痘疹陈氏方论》附案，书末附《小儿思惊证》一则。

6.《丹溪心法附余》二十四卷

方广辑，成书于明嘉靖十五年（1536）。

《四库全书总目提要》："《丹溪心法附余》，二十四卷。内府藏本。明方广撰。广，字约之，号古庵，休宁人。是书成于嘉靖丙申。因程用光所订朱震亨《丹溪心法》赘列附录，与震亨本法或相矛盾，乃削其附录，独存一家之言。别以诸家方论与震亨相发明者，分缀各门之末。然均非震亨之原书矣。"方广先学儒，后习医，曾旅居河南洛阳、陈留等地，以医术闻名于中原一带。《心法附余》即著于河南。

现存主要版本有明

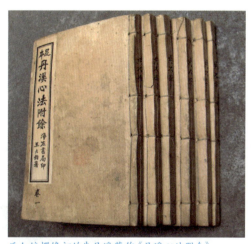

后人编撰修订的朱丹溪著作《丹溪心法附余》

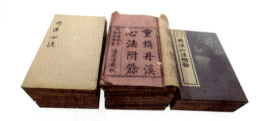

《丹溪心法附余》远安堂藏版

嘉靖十五年（1536）刊本、明隆庆六年（1572）重刊本、明万历、天启间金陵唐鲤耀重刊本、步月楼刊本、日本宽文十一年（1671）喜左卫门刻本、清乾隆十六年（1751）大兴堂重刻本7种。

7.《丹溪摘玄》二十卷

编纂者不详，成书时间亦不详。

本书前后无序跋、目录，未署编纂者名氏，亦未记编纂年代。各门多以"丹溪朱彦修先生云"，或"丹溪云"开头，可见是丹溪门人后学集其医论、医方而成。

本书无刻本流传，据《中医图书联合目录》记载，栖芬室藏有明万历间白绵纸抄本，宁波天一阁藏有明抄本。1996年2月，天津科学技术出版社总纂的《金元四大家医学全书》载有王淑民等三人据中国中医研究院图书馆藏栖芬楼影抄本校点出版的《丹溪摘玄》二十卷，这是本书首次刊行。

全书20卷，分84门讨论内科疾病的病因、病机、辨证、治疗等内容。其特点为：医论之后附有大量医方，内容

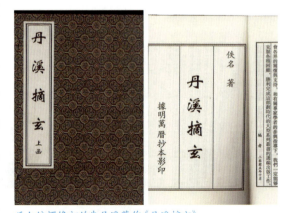

后人编撰修订的朱丹溪著作《丹溪摘玄》

比《丹溪心法》《丹溪心法附余》等书更加详细；仅有内科而没有妇科、儿科、外科；卷九"伤寒门"与其他各种《心法》类著作大相径庭，分 17 门详细讨论外感伤寒的种种见证和方治，内容丰富，弥补了之前多种丹溪著作的不足。

现存主要版本为栖芬室藏明万历间白绵纸抄本和 1996 年 2 月天津科学技术出版社《金元四大家医学全书》本 2 种。

托名伪书

在"朱丹溪中医药文化项目"的申遗考证中，研究者发现了不少伪托朱丹溪之名的医书，其中不乏有如《脉因证治》《丹溪手镜》等颇具学术水平的著作，并且在诸多学者的论文中经常看到以这两本书作为依据来探讨朱丹溪的学术，可见这些托名伪书本身是具备一定的学术价值的，但从丹溪学角度来讲，则属于伪书。

1.《脉因证治》二卷

旧题元朱丹溪撰，汤望久校辑。

该书介绍各科临床病证 70 篇，各证论候的次序先后为脉诊、病因、证候及治法，故名《脉因证治》。现存最早为清乾隆年间刻本，前有缪遵义所撰序文，现存多种清刻本。1958 年上海科学技术出版社排印出版。

缪遵义序中称该书"流传绝少，历三十年未获一观"。汤望久"小引"中则说"予家什袭已久，先君子愿公梨枣，有志未逮，不肖望久续成之"。而《郑堂读书记》中则表明"此书出于来苏（汤望久）家，近始有刊本，或即来苏所撰次也"，明确地表明了对该书的怀疑。

2.《丹溪手镜》三卷

旧题朱震亨撰，初版于明天启元年（1621）。

《中国医籍考》中有陈乾阳序，称此书"为先生所秘惜，左右行游，常挟与俱，不轻以示人"。但是，朱丹溪至交宋濂、戴良及门人弟子均未提及此书，并且直到朱丹溪死后300余年，才称其裔孙朱文英交出藏稿，于天启元年（1621）刊行问世，这让人不得不对其真实性表示怀疑。

浙江省中医药研究院的竹剑平教授在参与"丹溪学派的传承发展与著述研究"项目的过程中，通过与其他著作对比，对《丹溪手镜》的文献构成进行了研究，发现《丹溪手镜》的许多内容分别与《备急千金要方》《千金翼方》《太平圣惠方》《注解伤寒论》《伤寒明理论》《格致余论》《脉因证治》等书存在同源关系。

《丹溪手镜》上卷第六篇《五脏绝死》与《备急千金要方》卷二十八《诊五脏六腑气绝证候第十一》基本相同。《丹溪手镜》上卷第四篇《汗吐下温水火刺灸八法》与《千金翼方·伤寒宜忌第四》内容基本相同。其中《丹溪手镜》该篇缺失的内容亦可在《千金翼方·伤寒宜忌第四》中找到。如《丹溪手镜》上卷《可火》《可刺》《不可刺》等仅有标题，内容缺失，《千金翼方·伤寒宜忌第四·宜火》载："凡下利，谷道中痛，宜炙枳实。若熬盐等熨之。"

《丹溪手镜》卷上第五篇《五脏虚实》摘自《太平圣惠方》卷三《肝脏论》、卷四《心脏论》、卷五《脾脏论》、卷六《肺脏论》、卷七《肾脏论》。如《丹溪手镜》卷上第五篇《五脏虚实》云："心虚：心腹暴痛，心膈胀满，时唾清涎，多惊悲恍惚，少颜色，舌本强，脉浮虚。实：心神烦乱，面赤，身热，口舌生疮，咽燥，头痛，手心热，衄血，喜笑，脉洪实。"《太平圣惠方》卷四《心脏论》云："夫心虚则生寒，寒则阴气盛，阴盛则血脉虚少，而多恐畏，情绪不乐，心腹暴痛，时唾清涎，心膈胀满，好忘多惊，梦寐飞扬，精神离散，其脉浮而虚者，是其候也。……夫心实则生热，热则阳气盛，阳盛则卫气不行，荣气不通，遂令热毒稽留，心神烦乱，面赤身热，口舌生疮，咽燥头疼，喜笑，恐悸，手心热，满汗出，衄血，其脉洪实相搏者，是其候也。"

《丹溪手镜》上卷第九篇《伤寒》和第十篇《六经》，与《注解伤寒论》的相关内容基本相同。从上卷第十一篇《时行疫疠》起，到上卷第六十五篇（除《不得眠卧》和《喜眠》2篇外）均可在《伤寒明理论》中找到同样内容，目录次序亦与《伤寒明理论》一致。两者对比，《丹溪手镜》文字更为简要精当。

《丹溪手镜》卷中第十三篇《痛风》云"血久得热，感寒冒湿不得运行，所以作痛，夜则痛甚，行于阴也，亦有血虚，痰逐经络，上下作痛"，与《格致余论·痛风》"彼痛风者，大率因血受热，已自沸腾，其后或涉水，或立湿地，或偏取凉，或卧当地，寒凉外搏，热血得寒，污浊凝涩，所以作痛，夜则痛甚，行于阴也"描述基本相当，但《丹溪手镜》文字简要精当，且补充了"血虚痰阻"病机。

《丹溪手镜》卷上第一篇《评脉》与《脉因证治》卷下《杂脉六十八》，卷上第二篇《察视》与《脉因证治》卷下《察视六十九》，卷上第三篇《五脏》与《脉因证治》卷下《脏证六十六》内容关系密切。除此之外，《丹溪手镜》卷上的第六十六篇《易》起至最后第七十五篇《四证类伤寒》部分均与《脉因证治》卷上《伤寒六》内容关系密切。《丹溪手镜》卷中和卷下内容（除《发明五味阴阳寒热伤寒汤丸药性二》和《痛风十三》外）均与《脉因证治》存在相似之处，其目录次序亦与《脉因证治》一致。

由此可见，《丹溪手镜》与《脉因证治》的渊源关系较深，由于二者出版年代不同，《丹溪手镜》据吴尚默序为天启元年（1621），而《脉因证治》的出版年代为清乾隆四十年（1775），《丹溪手镜》出版在前，《脉因证治》出版在后，所以有学者认为《脉因证治》

有许多篇幅出自《丹溪手镜》，仅在文字上作了修饰润色。竹剑平教授认为，这种说法并不确切。根据以上的考证，他认为《丹溪手镜》与《脉因证治》两本书文字差异并不仅仅是"修饰润色"，而是重新整理增补。

综上所述，《丹溪手镜》的许多内容分别与《备急千金要方》《千金冀方》《太平圣惠方》《注解伤寒论》《伤寒明理论》《格致余论》《脉因证治》等书存在同源关系，整体的独创性值得考量。但应该看到，该书中有些医学观点颇为新颖，如《丹溪手镜》卷上第六十四篇《蓄血》："凡看伤寒，先观两目，次观口舌，又次以手自心下至小腹按之，如觉有硬满者，审之、问之而治之。"正确指出诊视伤寒的次第。再如卷上第三十七篇《不得眠卧》："胃虚则不得眠，心虚则不得卧"，说明了不得眠与不得卧的差异。这些论述在临床上有较大的学术指导价值，尚未见于其他医籍。

3.《医学发明》一卷（一作九卷）

《活法机要》一卷

这两本书的编纂者，《补辽金元艺文志》认为是李杲，而《济生拔粹》《古今医统正脉全书》却认为是朱丹溪。

《慈云楼藏书记》称此二书"不著撰人名氏，前后亦无序跋，旧列之丹溪诸书后，故亦以为丹溪作，然无所据也"，明确对这两本书被认为是出自朱丹溪之手表示怀疑。

经考证,《济生拔粹》中收有此二书。《济生拔粹》是易水学派的著作汇编,杜思敬编成这套丛书付梓之时,为元至大元年(1308),此时朱丹溪才27岁,还没有开始学医,自然是无法写出如此有论有方的两部著作的。此外,《医学发明》中记载有藿香安胃散、加减二陈汤,这正是朱丹溪在《局方发挥》中所批评的"俱犯丁香,且无治湿热郁积之法,为未合经意"的东垣之方。因此可以判断,此二书应该是出自李东垣之手,后人因原书不著撰人名氏而误认为是朱丹溪所著。

4.《脉诀指掌病式图说》一卷

旧题朱震亨撰。

《三三医书》有《丹溪脉诀指掌》一卷,题为"刘吉人校正选录"。

《医统正脉》认为此书是李东垣所著。该书简介左右手六经脉之后,便从人迎气口辨"五脏内伤七情"和"六淫外伤六经受病",并以为辨脉形名状的纲领。从内外伤的鉴别辨证着眼,是李东垣的特色,而后文中更有"予于《内外伤辨》言之详矣"作为确证。此外,书中还有"予自壬辰首乱以来"的词句,与《内外伤辨惑论》"向者壬辰改元,京师戒严",指的都是公元1232年蒙古军南下包围金都大梁(今开封)的情景。能目击此时,并多次引以为证的,只能是李东垣。

[伍] 丹溪学派的历史地位和贡献

朱丹溪是金元四大家中最晚出的一家，其医学思想集理学和金元医学之大成，很好地吸收了刘、张、李三家的证治特点而为己用。难能可贵的是，朱丹溪在长期的医疗实践中，毫无保留地把自己的理学和医术传授于人，带出了很多弟子，培养出了很多医学名家。众弟子们著书立说，形成了具有独特浓郁医学文化氛围的"丹溪学派"，在中国医学史上赫赫有名。

从元泰定间，朱丹溪学成归乡，诸医相率愿为弟子，开始形

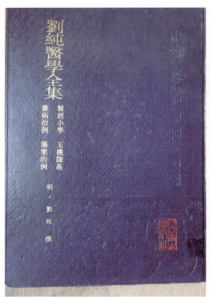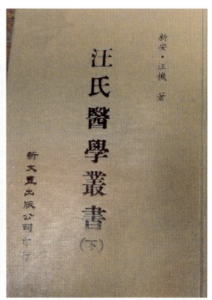

丹溪学派著作《刘纯医学全集》（朱丹溪再传弟子刘纯著，包含《医经小学》《寿亲养老补遗》《伤寒治例》等）、《汪氏医学丛书》（朱丹溪私淑弟子汪机著，包括《石山医案》《医学原理》等10种）

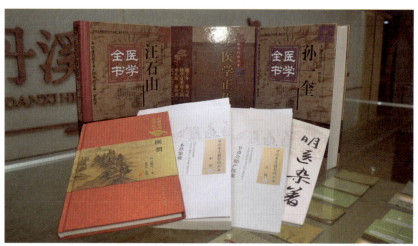

部分丹溪弟子著作

成丹溪学派，到明代中后期，学者们尊崇丹溪，推行其说者不绝于世，"丹溪学派"发展绵延 300 余年，在中国医学史上产生了十分深远的影响，可以说开创了一个新的医学时代。

朱丹溪的弟子基本出身世家大族，有诗书传家的文化传统和良好的文化素养。这让丹溪学派不仅著作多，而且学术价值高、影响大。现存的朱丹溪及其弟子传人的著作入选《四库全书》的，就有《格致余论》《局方发挥》《金匮钩玄》及《丹溪心法》《丹溪心法附余》《医经溯洄集》《玉机微义》《医学正传》《明医杂著》《石山医案》等 10 余种。由此可见丹溪学派的学术著作的价值和意义。

丹溪学派的成就不仅影响了中国医学的发展，还对朝鲜半岛、日本、越南等地的医学产生了深远的影响。在当时的中华文化圈覆盖范围内，朱丹溪的学说备受各国学者推崇。朝鲜的许浚通过对《黄帝内经》《医学入门》和《丹溪心法》等医书的

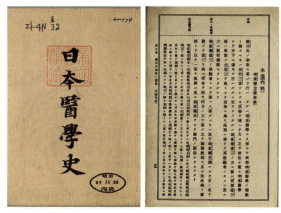

《日本医学史》［田代三喜在长享一年（1487）渡海至中国，拜丹溪四川弟子虞抟的弟子月湖为师学习中国医学。明应七年（1498）回日本之后行医，由其弟子曲直濑道三等传播并形成日本第一个汉方医学派别——"后世派"］

研究，写成具有极高历史价值的《东医宝鉴》；16 至 17 世纪成书的医学名著《医林撮要》中，多次引用《丹溪心法附余》。日本的"后世派"医学之开祖——田代三喜通过朱丹溪私淑弟子月湖（虞抟弟子，日本僧医）传授丹溪之学，回国后把丹溪学派的学说传给弟子曲直濑道三，曲直濑道三以朱丹溪的医学理论为核心，著成日本第一部察证辨治全书——《启迪集》，建立"丹溪学社"，在日本传播"丹溪学说"。"后世派"盛行日本医坛200余年，在日本医学史上具有划时代的意义。朱丹溪在日本亦被尊称为"医圣"。

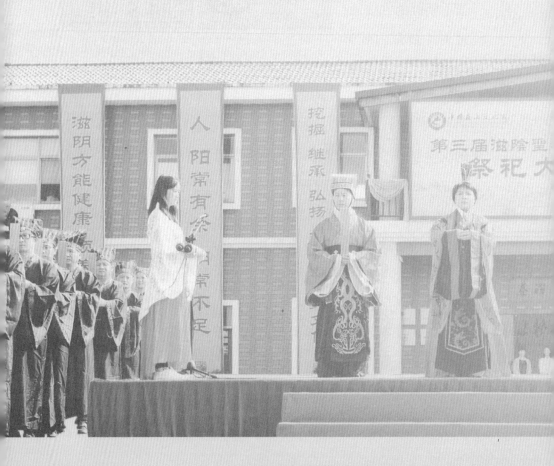

三、朱丹溪中医药文化的组成内容

朱丹溪作为金元四大家之一，是目前国内公认的中医滋阴学派创始人，其流传于世的学术思想、诊治经验、人文精神及文化价值涵盖了历史遗迹、民间传说、民俗祭拜、学术研究、文化推广等多个领域，由此构成了完整的非物质文化遗产『朱丹溪中医药文化』。

三、朱丹溪中医药文化的组成内容

朱丹溪作为金元四大家之一，是目前国内公认的中医滋阴学派创始人，其流传于世的学术思想、诊治经验、人文精神及文化价值涵盖了历史遗迹、民间传说、民俗祭拜、学术研究、文化推广等多个领域，由此构成了完整的非物质文化遗产"朱丹溪中医药文化"。

[壹] 纪念物和遗迹

从元代至今，赤岸朱氏后人一直保存着朱丹溪的画像和《赤岸朱氏宗谱》，在赤岸镇东朱村还保存有朱丹溪墓、朱丹溪庙等遗迹，并在此基础上建有中华养生丹溪文化园。

朱丹溪画像和《赤岸朱氏宗谱》

朱丹溪后人原来世代相传保存有丹溪画像一幅，于每年农历正月初一这天悬挂出来供族人瞻仰祭拜，画像上有吴凌远所题的像赞："先生浩浩，道学之真；理参古今，性澈天人；配义之气，济世之神；精微并许，玄奥过陈；不名而显，自屈而伸；生先生后，仰之弥殿。"可惜这幅画像在"文化大革命"期间被毁。现存的画像是《赤岸朱氏宗谱》民国十四年（1925）重修本第二卷上的。

在民国三十六年（1947）的《赤岸朱氏宗谱》续修序文中说："赤岸朱氏之谱，自嘉定（宋宁宗年号，1208—1224）时肇自东堂老人之手辑，代经……丹溪、元斋、诚川、适斋诸巨公之修辑……兹综核其修辑之次数，计自嘉定迄民国乙丑，凡一十有四次。"可见，《赤岸朱氏宗谱》始辑于南宋，朱丹溪曾亲自主持过修辑工作，后世屡经增纂而保存至今。在《赤岸朱氏宗谱》中，记述有完整的朱丹溪生平事迹，是现在研究朱丹溪的宝贵资料。

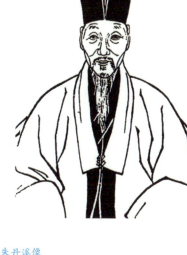

朱丹溪像

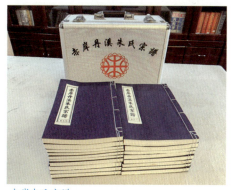

赤岸朱氏宗谱

朱丹溪墓和朱丹溪庙

朱丹溪墓位于离赤岸镇约4公里的东朱村墩头庵，始建于元至正十八年（1358）。根据赤岸朱氏"幼子看门居赤岸，长子守坟居梅溪（东朱）"的古训，朱丹溪次子朱玉汝遵从父亲遗嘱，将朱丹溪与妻戚氏、长子朱嗣衍葬于东朱村，还为自己和妻子预留了墓地，将全家人葬在一起，并在距墓地右后方不远处修庵，题为"孝友庵"，以供后人祭祀之用。

　　明代以来，朱丹溪墓曾多次遭到毁坏。《赤岸朱氏宗谱》中记载：成化十一年（1475），县中书舍人王汶怜丹溪墓被豪右侵占，曾赋诗上邑侯（县令）吴仲珠："丹溪声誉古今闻，道学当年受白云；著述自成千古业，尊崇谁护百年坟？一丘夺去迷荒草，孤鹤归来怨落殡。正果孰云今不遇，贤侯慷慨为斯文。"吴仲珠遂对丹

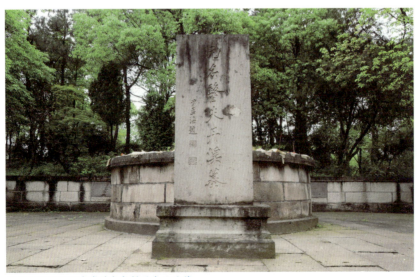

坐落于丹溪故里赤岸镇东朱村的朱丹溪墓

溪墓进行修复并以文致祭，次年正月，朱丹溪墓得以修复。此后，清乾隆十三年（1748）和民国三十五年（1946）朱丹溪墓又进行了两次修葺。20世纪60年代，朱丹溪墓再一次遭到破坏。现在的朱丹溪墓是1982年由义乌县卫生局等单位出资重建的，为石砌的圆形平顶墓丘，墓后石壁上布有清乾隆十三年（1748）修葺时刻有"丹溪子之墓"字样的墓碑和1982年修葺时刻有"朱公之墓"字样的墓碑。墓前立有著名书法家沙孟海先生题署的"元名医朱丹溪墓"墓碑，墓旁树"丹溪事迹简介"石刻介绍朱丹溪生平。1989年，朱丹溪墓被列为浙江省重点文物保护单位。

时至今日，孝友庵殿早已不复存在。民国二十三年（1934），东朱村村民朱永福通过集资，在孝友庵遗址侧旁修建了朱丹溪庙。朱丹溪庙为三间对合，正中一间房屋的中间塑有朱丹溪像，两旁立有石柱，上面刻有"学绍程朱，道传百世；业精岐黄，德积千秋"的对联。屋前古树苍苍，郁郁葱葱笔直向上。新中国成立后，朱丹溪庙曾一度被改建为生产大队仓库。1979年，当地群众再次集资重新修建朱丹溪庙。新修建的朱丹溪庙正殿塑有朱丹溪泥塑坐像，副殿墙上述其生平，中间有天井，设有香炉等祭祀用具。

中华养生丹溪文化园

中华养生丹溪文化园始建于1992年，是朱丹溪的第37代孙朱之江在朱丹溪墓与朱丹溪庙的基础上，多方募集资金历时10余年修建而成。

朱之江毕业于海军第二航空学校，曾做过代团长，转业回到义乌后在浙江省矿山机械厂当了22年的厂长。离休后，朱之江每日在家看护朱丹溪墓与朱丹溪庙，偶尔翻阅祖辈留下来的古籍与宗卷，便产生了兴建一个中医养生文化园的念头。他想，丹溪学派博百家之长，利用朱丹溪把中国医圣们汇集到义乌，不仅可以使中医文化得到更好的传承，对家乡义乌的经济发展也会有很大帮助。于是，他本着"以医建园，以园宏医"的宗旨，规划建设出一个集景、膳、住、行、游、娱、购、疗、校、院十大内涵的现代养生园。

中华养生丹溪文化园占地112亩，园内最主要的建筑为朱丹溪纪念馆和朱丹溪墓、朱丹溪庙。朱丹溪纪念馆内有1992年12月21日揭幕的丹溪铜像，由浙江美术学院（现中国美术学院）著名雕刻大师叶庆文教授所作，像高220厘米，呈坐式，一手按膝，一手执卷，面带微笑，目光和煦，恬淡深远。同时，园内还有书画馆、鹤望轩、爱仙亭、华丰亭、延年亭、念祖亭、麒麟坛、望塔、百草园、仙井、清仙桥、清心厅、颐寿厅、"岁寒三友"、滋阴阁、义乌三溪塑像、可明廊等。亭台楼阁的题匾、廊柱的对联分别由国内著名的医学家、书法家题写，别有一番景色。园内树木葱茏，景色幽静肃穆，和朱丹溪有关的景物随处可见。

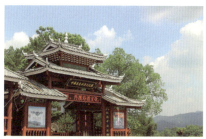

中华养生丹溪文化园

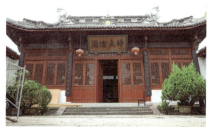

朱丹溪纪念馆

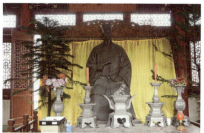

朱丹溪雕塑

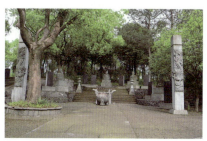

名医雕像

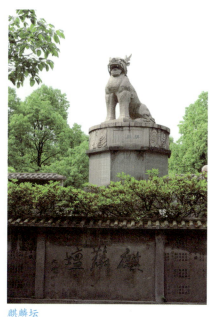

麒麟坛

与一般园林不同的是，这里的每个景点旁边都立着一块小碑，上面写着某某某捐赠，稍大一点的亭台楼阁或石像雕塑则是以捐赠者的名字来命名的。在气势磅礴的麒麟园中，更是刻录着所有捐赠人的姓名。朱之江经常戏称："这是一座讨来的园。"这里的一砖一瓦、一石一花，都是当年朱之江以民间集资的方式辗转各地"讨来的"。作为朱丹溪后世子孙的朱之江用这种独特而又温情的方式来纪念先祖的恩情。

朱丹溪纪念亭和纪念堂

朱丹溪纪念亭建于 1986 年，位于赤岸镇西边丹溪溪畔的狮子岩上。相传狮子岩上百药丛生，在赤岸有"百药山"之称，朱丹溪当年曾在此采药。1992 年，当地政府又在朱丹溪纪念亭的南麓修建了朱丹溪纪念堂，纪念堂中供有朱丹溪塑像，保存着许多有关朱丹溪的文物和资料。

［贰］丹溪民间传说

一代医宗，泽被后世。600 年来，受惠于朱丹溪的仁心和医术，当地（浙江中部地区）百姓奉其若神明，至今仍有无数朱丹溪在义乌乡间治病救人的传奇故事流传于民间。在朱丹溪行医过的浙江西部、江苏、江西等地，神医朱丹溪的传说更是处处皆其影。

朱丹溪拜师及救活死人

在 1987 年编纂的《义乌县志》中有这样两则传说：

丹溪救活死人

相传元名医朱丹溪一次路遇出殡行列，见灵柩下鲜血淋漓。

问：死者何人？答是产妇。朱辨验其血，断定死者尚未断气，即向家主提出开棺救人。经朱施以针灸治疗，死人复活，并有一婴儿呱呱坠地。从此，百姓称丹溪为神医，名声远扬。

丹溪拜师

相传一老妇带病儿向朱丹溪求医，朱恐其病不能根治而谢绝。后老妇对丹溪说："小儿病被一和尚根治了。"朱自惭医术不精，决心拜和尚为师。但和尚不愿收徒传医，只肯收他做杂活。他勤恳劳动，颇得师意，并处处留心师父医术，三年后大有长进。一次师父外出，他治好危重病人，师称奇。朱说出真情后，师大为感动，乃真诚传授医术，使他成为一代名医。原来和尚叫许白云，法号白云禅师。

这两个故事流传于义乌、东阳等地，同时也收录在《中国民间文学集成·浙江省·金华市·东阳市故事卷》和诸葛佩的《名医朱丹溪的传说》一书中，题目为"村桥开棺"。虽然《义乌县志》中是分成了两个小故事，但是从内容上看，所讲述的应该是同一个传说故事。从这个传说故事中，可以看出朱丹溪在医术学习上不断求进的态度，更可以看出其医术之高超。

朱丹溪巧治情志病

情志相胜法是中医在五行学说及情志相胜等理论指导下创立的一种心理治疗方法，即用一种或多种情志制约、消除其相胜的病态情志，以治疗由情志偏激引起的某些心身疾病，首载于《内经》。《素问·阴阳应象大论》中把情志分属五脏，定其关系为"怒胜思""思胜恐""恐胜喜""喜胜忧""悲胜怒"等，是最早见诸于医学文献的五情相胜法则。之后，经历代医家的不断补充和完善，尤其是金元时期张子和、朱丹溪等名家的临证发挥，情志相胜法成为中医心理治疗的主要疗法之一。

在诸葛佩搜集整理的《名医朱丹溪的传说》中，就有一则关于朱丹溪情志治疗的传说，题目是《秀才有"喜"》：

浦江有个秀才，聪明能干。新婚不久，爱妻就暴病而死。从此他一直闷闷不乐，沉默寡言，日子一久，忧郁成疾。

一家人急呀，到处求医。名医戴思恭多次上门诊治，服药多帖，总不见好。戴思恭不治了，秀才父亲苦苦哀求道："戴医生，这是我的独根苗，还望你开恩，再想想办法，救救他吧！"

戴思恭摇摇头说："我脑汁绞干，药已用尽，实在没有办法了，这样吧，我给你推荐一个医生，你把他送到义乌神医朱丹溪那儿去看吧！"

第二天，秀才家里雇了一顶轿，赶到赤岸，找到了朱丹溪，呈上戴思恭的信。朱丹溪看了信，问起病的前因后果，然后叫人扶着秀才坐到桌案边。朱丹溪喝了口茶，切过病人的脉，才说："啊，你有喜了。"他摸摸秀才的肚子又说："你茶饭不思，胃口差，是吧？"

"哈哈！哈哈！"秀才听了，不禁失声大笑。

"真的，不会错的，你是有喜了！喏，我给你开个保胎方。"

"哈哈！哈哈！"秀才笑得前俯后仰，在场的其他人，也是张口结舌，莫名其妙。

朱丹溪却还是一本正经地提笔开方，秀才却站起来就走，还挖苦说："名不虚传！名不虚传！"说着坐进轿里，催着家人回去，连药方也不要了。

秀才回到家，逢人便说："义乌神医朱丹溪说我有喜了……哈哈！哈哈！"整天大笑不止。

说也奇怪，药也没吃，毛病却一天天好起来，半个月后，竟完全好了。

秀才病好了之后，戴思恭去请教朱丹溪，朱答："古书云，'喜胜忧'，这秀才患的是七情病（指喜、怒、忧、思、悲、恐、惊七种情志变化），因其爱妻暴病而死，悲痛过度而成忧郁症，治病的方法主要是调治他的精神。你看他一天笑了多少次？久而久之，病不就好了吗？"

虽然这个故事是个传说，但不少人还是将其作为医案进行引用分析，如张其成所写的《心病常常有，心药需常伴》、杨吉生所写的《朱丹溪以情胜情治抑郁》、张园所写的《以"情"克"情"

治疗法》等都引用了这一传说。

朱丹溪十分重视疾病的心理疗法，除了传说，也有真实的医案。在戴良的《丹溪翁传》里，就记录了类似的一则医案：

有一女子因病不思饮食，卧床将近半年，请了许多医生诊治，都束手无策，家人便把当时的名医朱丹溪请来诊治。丹溪先生把过脉后认为，此女肝脉弦数，为思念男子过度而气结于脾所致。再细问其家人，原来该女子的未婚夫外出五年未归。于是，丹溪告知该女子的父亲说："此病只能以愤怒之情才能解除，因为肝木之志为怒，脾土之志为思。根据中医木克土之说，愤怒之气上冲可以克制思念之情结，今天最好激发出女子的愤怒之情。"其父对朱丹溪所说很不认同，认为这根本不可能。朱丹溪知道与女子的父亲一时半会儿也说不清楚，于是，他走进该女子的房内，扇了她三记耳光，还大声地指责她身为女人，就该恪守妇道，不应该惦记外面的男人。该女子一听，感到异常愤怒而且委屈至极，顿时号啕大哭。但奇怪的是，发怒之后不久，她就可以进食了。之后，朱丹溪又悄悄地告诉她父亲："令媛的思念虽然被解除了，但还要让她高兴起来，才能防止气机再次郁结。"于是，家人就骗她说，她未婚夫来信了，近日就会返家，总算是暂时缓解了她的病情。过了三个月，她的未婚夫果真回家了。从此，这个女子的病也就再没有发作过了。

朱丹溪巧用红曲

红曲是一种常见的药食两用食材，在许多古代中药典籍中记载其具有活血化瘀、健脾消食等功效，可用于治疗食积饱胀、产后恶露不净和跌打损伤等症。朱丹溪在《本草衍义补遗》中也说红曲"活血消食，健脾暖胃，赤白痢下水谷"。在义乌民间流传的关于朱丹溪治病救人的故事中，就有两则朱丹溪巧用红曲救治病患的故事。

朱丹溪巧用红曲酒糟核桃羹救活母子

有一次，朱丹溪在乡间行医，偶遇一村妇产后虚弱，无奶水育儿，母子都奄奄一息。朱丹溪让其家人用红曲酒糟拌核桃、鸡蛋，烧煮后加红糖。喂食数日后，村妇即元气恢复，奶水大增，其子也健康长大。后来义乌人便以此法煮成红曲酒糟核桃羹，用于产妇坐月子滋补养生与款待上等客人。

朱丹溪赠红曲酒救孙员外

浙江绍兴有一个做绸布生意的孙员外，由于生意过于操劳，导致他在而立之年以后，身体健康每况愈下，在一定程度上生意也受到了影响。在一次贩货途中，由于夜宿山林，感染恶寒，浑身发冷，只能全身蜷卧于大棉被之中。孙员外家人请遍城内医生，他们以寒证施药，病情却未见减轻，反而日益加剧。医生们对此无计可施，员外家人一筹莫展。好友来看望他，推荐说义乌朱丹

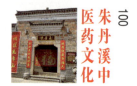
溪看病很灵验，可请他来诊治。

朱丹溪被请至员外家里，果然不负众望，一剂药下肚，病人吐出痰涎一升许。棉被撤去一半，数剂汤药饮毕，患者饮食起居已正常如初。孙员外喜不自胜，当即叩谢朱丹溪救命之恩。朱丹溪扶起他，并对他说："君之疾得之于热，然医误诊为寒。今诸症状虽然消失，但汝气血虚弱，以后须起居有常、节食养生。"朱丹溪并将自己发明的红曲酒送他一坛，嘱咐他以后日常可饮红曲酒调养身体。

孙员外谨遵朱丹溪的话，起居有常，饮食节制，并每天小酌几杯红曲酒，一年之后身体康健，自己的绸布生意也更加红火。据说，孙员外一直活到百岁。

朱丹溪用梨做药的传说

在朱丹溪传说中，有一个用梨做药的饮食疗法的传说。

相传朱丹溪有个姐姐嫁在邻县，只生一子，十岁了，常常咳嗽，晚上五心（就是额心、两手心、两足心）发热，浑身没力气，人长得又矮又瘦，他娘担忧，特地雇了轿子，将儿子抬到弟弟家里医治。

朱丹溪给外甥仔细切脉，看看舌苔，摇摇头，知道外甥患的是肺痨病，当时患这种病的人，十有九死。他虽然想尽了一切办法医治，可是毛病还是没有好转。姐姐见弟弟也治不了，只得眼泪汪汪地把孩子抬回家去。

朱丹溪姐姐家的隔壁，有家"保和堂"药铺，老板略懂医药知识，常常给人看看小病小痛，为人和善，人们都称他为老德伯。

老德伯特地来探望这孩子，问了病情以后，就安慰说："我看这孩子还有救，我有个祖传的秘方，不妨拿去试试看。"

朱丹溪姐姐喜出望外，忙问："什么秘方？"老德伯笑笑说："秘方很简单，从今天开始，将梨当饭菜吃，一天吃三斤，吃上三个月，毛病可能就消除了。"

朱丹溪姐姐听了半信半疑，但也没有更好的办法，只得抱着试试看的心情，照这办法，买来整筐的梨，叫儿子天天吃，餐餐吃，这样经过十天半月，咳嗽少了。一个月过去，孩子晚上也不再五心发热。两个月过去，孩子脸色红润起来了。三个月过去，啊！走路"蹬蹬蹬蹬"，蛮有气力，竟能跑能跳，跟娘一起到赤岸看舅舅哩！

舅舅看到外甥，吃了一惊，姐姐当即将孩子吃梨治病的经过一一告诉了弟弟，朱丹溪听了，甚为惊奇，连声赞道："神仙果，神仙果，真是神仙果啊！"

这一天，朱丹溪特地跑到姐姐家，向保和堂老德伯求教，拜他为师。老德伯见朱丹溪诚心诚意，深为感动，就将祖传秘方全部传授给朱丹溪，真是"单方一味，气煞名医"。

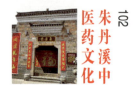

朱丹溪一连在保和堂住了三个月，老德伯就在保和堂药铺给朱丹溪挂了牌，消息一传开，前来看病求医的人，真是门庭若市。从此，保和堂药店生意也就跟着兴隆起来。

朱丹溪回到义乌后，就推广用梨治肺痨病，发动人们在山上、地边都种上梨树。从此，义乌盛产梨，直到现在义乌梨还很出名。

生姜糖成了"救命糖"的传说

在《名医朱丹溪传说》中，也有一个关于食疗的传说，题目为"姜糖赚官"：

元朝末年，皇上派了一个钦差大臣到福建去。不过这个大臣水土不服，腹部胀痛，到处求医也不管用，只得回转京城。这天，他路过义乌，得知这里有位名医朱丹溪，就慕名去找他治病。

朱丹溪细诊以后，知道了他的病情，心想：这病很好治，如果他是黎民百姓，我只要他经常吃些生姜就行了，而今他是钦差，有的是钱财，我何不趁此机会，让他拿点银子出来接济接济穷人呢？主意打定，便笑着说：

"大人，这病虽不严重，但是土话讲得好，'腹胀不算病，不治要送命'，要治这个病嘛，得有一种道地药材。"

"先生，这道地药材何地有卖？"

"你听说过'白蛇传'吗？端午节白娘娘喝了雄黄酒，显露了原形，把许仙吓死，白娘娘便上南天门采来了灵芝仙草……"

"听说过。"

"传说这灵芝仙草上有个嫩芽，就脱落在永康五指岩山前，这个嫩芽落地之后，变成了一种草药，叫'均姜'。你这病只要吃均姜煎汁拌红糖就行。"

钦差大臣一听病有救，自然不惜工本，干脆拿出一笔银子，托朱丹溪代办。朱丹溪请来几位贫苦农友，要他们去永康采回生姜，又将生姜熬成汁，拌上义乌红糖，给这个大臣吃。

说来也怪，不出三天，钦差大臣的肚子就不胀了。这个大臣千恩万谢，称这种"生姜糖"为"救命糖"，又拿出银子买了几斤，带回福建去了。

朱丹溪将这笔银子全部送给当地的穷人，大伙为了感谢他，特地托人书写了一副金字对联送给他，这副对联说：

"为民造福香百世，为己作官臭万年。"

从此以后，义乌周边一带有人开始制作生姜糖来卖，生姜糖成了一种土特产，它既好吃，又可以用来预防疾病。

朱丹溪从 47 岁开始正式行医到 78 岁逝世，31 年间救治了无数病患，因为他不拘泥于方药，善于根据病人的情况对症下药，并且每每用药精准，患者基本服药即愈，基本不用再来复诊，所以人们又称他为"朱一帖""朱半仙"。

民间流传的这些传说故事，大多是人们根据朱丹溪救治病患的情况加以想象美化而来，很多传说故事在朱丹溪及其弟子的著书中皆有医案佐证。还有一些，则是人们崇拜神医朱丹溪把其加以神话，创造出如"朱丹溪给公主治病""朱丹溪给娘娘治阴毒""神医归天"等传说故事。在江西，人们因感恩朱丹溪对贵溪、上清一带瘟疫的救治，还创造出"朱丹溪与药王爷的故事""朱丹溪娶妻冯金莲"等传说故事，不仅神化了朱丹溪的医术传承，还把照顾他生活的"妻子"也给安排上了。而更令人称奇的是，前面讲述的"朱丹溪开棺救活母子"的传说故事在江西也有，只不过地址改成了贵溪高畈村，贵溪版的题目是"朱丹溪塘湾行医"，由彭建兵整理，载于《贵溪故事汇》。

［叁］朱丹溪民俗祭拜文化

据义乌非物质文化保护与传承中心工作人员考证，目前在国内仍留存朱丹溪民俗祭拜文化的地方有浙江义乌、江西、福建等地，其中以江西的贵溪地区尤为兴盛。

义乌的朱丹溪民俗崇拜文化

在明代方孝孺的《孝友庵记》中，有这样的表述：丹溪"尝择地东朱山之原，谓其子曰：我死，与尔母俱藏此，若等宜祔于左右……即墓前若干武为庵，俾子弟居之，以奉洒扫，扁之曰孝友"。由此可见，朱丹溪在生前就给自己择好了墓地，位置定在赤岸镇东朱山山脚的平地，后人在其墓旁修建了一座供洒扫祭祀用的孝友庵。

在前文中已经讲述过，如今的朱丹溪庙就是东朱村村民们集资在孝友庵遗址上重新修建而成的。在东朱村，一直口口相传着这样一个关于朱丹溪庙的真实故事：

明代以来，后世百姓时常前往孝友庵祭拜朱丹溪，久而久之，孝友庵不再仅仅是朱丹溪后人洒扫祭祀所用的家庙，而成为义乌百姓祈福消灾的"药王庙"，在这里，人们通过求签来获得"药王"的灵药。

在民国二十三年（1934）修建的朱丹溪庙中，东朱村村民把原来在孝友庵中的求签筒和签文重新放置在朱丹溪雕像前，供那些身患顽疾、求医无门和无钱医治的百姓向"药王爷朱丹溪"求取治病良方。东朱村的老人们说，前来求药的患者在叩拜过朱丹溪后，可以拿起求签筒摇出一支签，然后去一旁寻找对应的签文，签文中或写着朱丹溪的某个方剂或写着某句良言，神奇的是，签文总能跟患者的疾病相对应，就好似"朱半仙"真的在给患者治病一样，患者取药回家也总是一帖就灵。

朱丹溪庙在义乌治病灵验的故事据考证应该是真实存在的。因为"文化大革命"时期，朱丹溪庙曾一度被毁坏，1979年重建后，东朱村村民找到义乌县中医院的老中医，希望他们能帮助恢

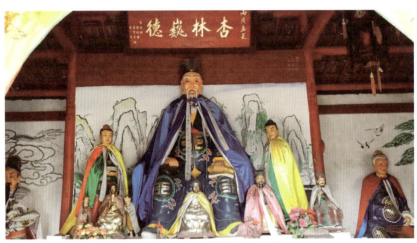

坐落于浙江省义乌市最高峰大寒尖的丹溪殿供奉的朱丹溪雕像

复那些签文，现在的签文是当时的医生根据村民口述，再结合朱丹溪留下的药方与医论复原回来的。

同样，在义乌最高的山峰大寒尖上，也建有丹溪殿，里面同样供奉着朱丹溪雕像，香火同样十分鼎盛。在义乌百姓的心目中，朱丹溪早已从一位名医变成庇佑乡邻康健的神祇。

江西、福建两地的朱丹溪民俗祭拜文化

在江西、福建两地的铅山、黎川、资溪、贵溪、光泽等县市，至今仍有10余座"朱老爷庙"分布于闹市、山村、旷野之中。如江西省铅山县的汪二、福惠、稼轩三地就都建有"朱公庙"，福建省光泽县司前举安村则建有"丹溪寺"，而江西省贵溪市境内共建有上清镇长庆庙、文坊镇虹桥村"八阁庙"、塘湾镇高畈村"金华

山庙"、塘湾镇白果村"姚河长庆殿"、罗河镇青泥冈庙、天禄镇莲塘村庙、周坊镇库桥村庙、流口镇墩尚村庙，以及文坊镇西窑村、白田乡洪家坞、塘湾镇古塘村龙虎岩"朱老爷庙"共 11 座规模不等的庙堂，其中香火最旺的当数上清镇的长庆庙。

关于朱丹溪在江西省贵溪地区治病救人及被当地人立庙祭拜的故事，义乌市非物质文化保护与传承中心工作人员在多番考证后，记述如下：

元末某年夏秋，贵溪一带暴发瘟疫，患者上吐下泻，短者七八日，长者十来天就不治身亡了。这种瘟疫人传人、村传村，贵溪百姓十之八九都感染了瘟疫，一时间哀鸿遍野。此时，在福建沿海一带行医多时返回浙江的朱丹溪恰好途经此处，见此情况，朱丹溪立刻停下返乡的脚步，深入病患家里，详细望闻问切，很快就确定了病因。他一面在临时设置的隔离点中每日为病患精心施诊，一面安排徒弟上山采药，并指挥乡绅组织人手煎制预防的汤药，分发给健康的百姓服用，不几日就把瘟疫控制住了。随后，朱丹溪又赶去塘湾白果村、荆树村、文坊虹桥村、北乡库桥村等处，如法炮制，扑灭瘟疫，从病魔爪下夺回了无数贵溪人的性命，仅虹桥一个地方，由他亲自治愈的病人就有 200 多个。当地老人至今讲起朱丹溪还常念叨着说："华陀从天而降，朱老爷是大救星！"

最早为朱丹溪雕像立庙的，是上清镇民众。元末明初时，朱丹溪在家乡义乌仙逝的消息传到上清后，当地以张、蔡、李、鲁四大姓为首的宗族聚集商议，最后决定以中国最高的纪念方式——塑身立庙来纪念朱丹溪，每年举行祭祀活动，子孙百代千秋不忘。

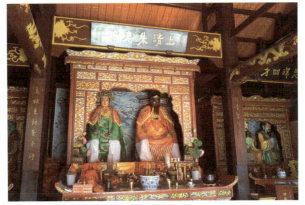

朱丹溪行医之地江西龙虎山长庆坊（内景）

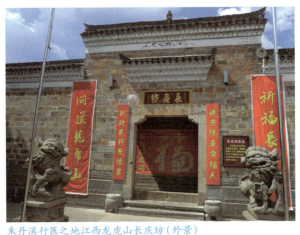

朱丹溪行医之地江西龙虎山长庆坊（外景）

在庙址的选择上，四大姓的当家人选定了当时上清镇最高档的建筑物之一——长庆坊。长庆坊元代时是张天师的累世府第，洪武元年（1368），明太祖称帝，第42代天师张正常赴京朝贺，朱元璋"赐白金十五镒新其第",张正常便用这笔御赐款新建了一座天师府（即现在的"嗣汉天师府"），新府邸建成后，张正常全家就迁出了长庆坊，此事在《龙虎山志》和《留侯天师世家宗谱》中均有记载。四大姓的当家人一致认为，这刚好空着的长庆坊正是为"杏林圣手"丹溪先生设置神坛的理想之所。在征得张正常天师同意后，他们按庙宇格局对长庆坊做了改建，将精心雕刻的朱丹溪樟木神像供奉于正殿，将长庆坊改名长庆庙，高悬"医宗朱丹溪庙"匾额，信众则称之为"朱老爷庙"。此后，清代康、雍、乾三朝，地方上多次捐资修建，现在的长庆庙门上方镶有门块，刻着"长庆坊""灵钟星岳"等字样，就是清雍正、康熙年间重修时镌刻的。民国十四年（1925），长庆庙再次重修了正殿，并在正殿前东西两侧开了 2 个小天井，以作采光之用。新中国成立后，长庆庙曾作为集体的仓库、牛栏。1986 年，长庆庙重新修复，分正殿和偏殿两部分，占地约三亩，砖木结构。虽然现在的长庆庙规模较初建时缩小了，但旧时供奉丹溪像的正殿仍在，庙前的参天古樟也仍在，正殿内塑着朱丹溪夫妇、子女像四尊，偏殿内塑着地藏王及送子观音像。

贵溪地区纪念朱丹溪民俗活动

600 多年来，贵溪地区人民纪念朱丹溪民俗活动相传不断，逐渐成为一种地方民俗文化。2017 年，贵溪市文史专家吴厚荣曾就此民俗崇拜文化在浙江、江西、福建等地考察，并在 2018 年第二期的《义乌方志》上发表了其考察所获，讲述了贵溪地区百姓纪念朱丹溪的三个颇具特色的民俗活动：

元宵节抬像出游

旧时，每年正月十五日（又称上元节），人们给丹溪先生喜贺新春，恭请朱老爷和夫人上轿出庙门，从下街抬游向上街，锣鼓开道，沿街店铺、住户焚香、放鞭炮向朱老爷致敬。

行经中街天师府前时，正门大开，天师迎接朱先生夫妇，互相行礼相会。然后继续行至上街口，折经后街返回庙中。据上清天师府 83 岁张家模道长说：在元末那场祛疫消灾大事件中，朱丹溪与张天师互相支持，使百姓药到病除，两人结下深厚友谊，因此每年开春都要会见一次。

贺生日

民间认为，给亲人、友人尤其是恩人贺生日，是表达深情厚谊的最好方式。贵溪各丹溪庙每年都举行贺生日活动。当地民间不知有何根据一致以为，农历七月廿二日是朱丹溪生日。七月廿一日，各地信众齐集丹溪庙，晚上大家聚坐庙内，"陪护朱老爷出世"，至凌晨锣鼓齐鸣，烟花爆竹大放，"庆贺贵人朱老爷诞生"，也为信众们"接时运"。农历八月初二日是朱奶奶生日。信众同样于头天到庙，晚上陪护庆贺。

贺生日的规模堪称宏大，热闹非凡。上清长庆庙朱老爷生日，每年来自南昌及贵溪周边鹰潭、金溪、余江等地的信众香客往往多至 2000 人；朱奶奶生日来的信众也有数百人。来庙香客一般都会投数十元至百元不等的香火钱于功德箱内，庙方则以此钱设筵席给香客供饭。上清长庆庙招待来给朱老爷"庆生日"的香客，近十年来每年都在 200 桌以上。地处偏僻山中目前规制比较简陋的塘湾白果姚河长庆殿，2017 年八月初三给朱奶奶庆生日，香客亦有 30 桌之多。

庙会（当地称"漾会"）

由于"贺生日"每年定期举行，而且四方来人众多，以此为契机，又形成了朱老爷庙庙会。贵溪旧时两个规模最大的庙会，都与纪念朱丹溪有关。一是上清长庆庙庙会，二是贵溪城南七公里处的青泥冈庙会，从农历八月初二（朱奶奶生日）起连续五日为会期。

上清庙会原是为纪念朱老爷诞辰而发起的，后成为上清周边四县（贵溪、余江、金溪、资溪）方圆几百里的物资交流大会。庙会分为两期，"头会"从朱老爷生日前两天（农历七月廿日）开始，连续十天；"二会"从朱奶奶生日（农历八月初二）开始，连续三天。庙会首先在朱老爷庙前打醮演戏，敲响开场锣鼓，而每年请的戏班子总是来自朱老爷家乡的婺剧团。庙会期间，商贩云集，八方人潮涌来，古镇长街挤得水泄不通。据老人说，商贩们在上清十天庙会期间所赚的钱，抵得平时一年所做的生意。（"十天抵一年"）

吴厚荣认为，江西、福建等地的纪念朱丹溪的民俗活动其实已经是一种"娱神"活动了，这其中寄托了底层民众对朱丹溪的感恩心和人情味。

就如著名民俗学家钟敬文所说："民俗文化是一种适应性文化——表现为适应民众集体心理和生存需要的相对稳定的模式。"在贵溪百姓心目中，朱丹溪从"凡人"升格为"神灵"，正是"民众集体心理"——感恩图报的表现，又是"民众生存需要"——人们害怕疾病、渴求良医救护的表现。对当时曾亲见朱丹溪救治万民于水火的贵溪百姓来说，这位"神"比虚无飘渺的佛道两家的诸神众仙更为亲切、实在、可靠。所以，在贵溪各丹溪庙中，朱丹溪的神像居中间而诸仙佛神像在两边。

[肆] 朱丹溪文化推广

作为丹溪故里，义乌一直将传承和弘扬朱丹溪中医药文化作为历史赋予的使命。从 2009 年开始，义乌市政府连续三年在赤岸镇举办"丹溪养生文化节"。从 2015 年开始至今，每年的 6 月 6 日义乌都会举办"滋阴圣祖朱丹溪祭祀大典"。此外，保护单位义乌市中医医院还建有朱丹溪中医药文化展示馆，保护单位义乌市三溪堂国药馆连锁有限公司建有三溪堂中医药博物馆等展示场馆。

丹溪养生文化节

"丹溪养生文化节"是由义乌市人民政府主办，赤岸镇承办，义乌市卫生局、义乌市文化广电局、义乌市中医医院等单位协办的以传承和弘扬朱丹溪中医药文化为宗旨的朱丹溪纪念活动。共举办了3届，分别是2009年12月15—17日、2011年12月2—5日、2012年12月27—29日。

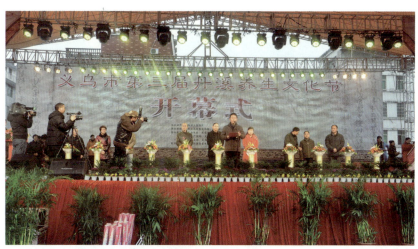

2012年12月27日第三届丹溪养生文化节活动开幕式

滋阴圣祖朱丹溪祭祀大典

为了挖掘、弘扬、传承、光大朱丹溪滋阴学说文化，促进铁皮石斛这种名贵中草药的研发和推广，推动中医药产业发展，从

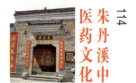

2015 年开始，铁皮石斛龙头企业森宇控股集团定于每年 6 月 6 日
在义乌举行"中国森山文化节暨滋阴圣祖朱丹溪祭祀大典"，迄今
为止已经举办了 8 届。在祭祀大典上，由主祭祀官携中医药界人
士、丹溪学派研究会会员、朱丹溪后人、滋阴养生践行者等人，
在朱丹溪先生塑像前进行恭读《丹溪颂文》、敬献花篮、燃香祭拜
等活动，以此缅怀先生。

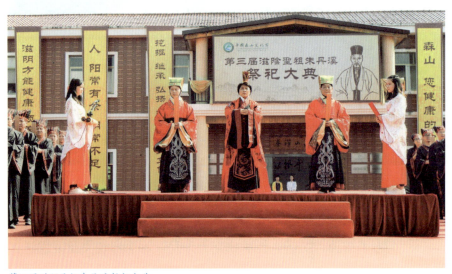

第三届滋阴圣祖朱丹溪祭祀大典

朱丹溪中医药文化展示馆

2016 年，在"朱丹溪中医药文化"被列入第五批浙江省非物质文化遗产代表性项目名录后，保护单位义乌市中医医院开始在院中陆续建设了朱丹溪中医药文化展示馆、朱丹溪中医药文化长廊、朱丹溪学术思想书法长廊、朱丹溪生平故事长廊、朱丹溪生平木雕、朱丹溪雕像等。在朱丹溪中医药文化展示馆中，保存了大量丹溪及其弟子著作和朱丹溪中医药文化研究的书籍，拥有中医药器具、中成药等代表性资料与实物。

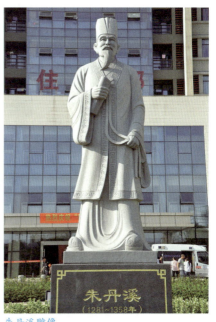

朱丹溪雕像

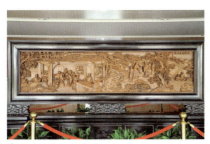

朱丹溪生平主题木雕

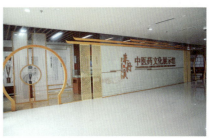

朱丹溪中医药文化展示馆

三溪堂中医药博物馆

2018年，历时10多年文物搜集的三溪堂中医药博物馆建成，内设展出面积500多平方米，配管理员1名、讲解员4名、非遗技术展示员2名。馆内展示了中医药古籍、中医药文物、名医处方真迹、中药炮制工具及多种动物、植物、矿物药材标本等藏品，向世人全面直观地展示了以朱丹溪中医药文化为主要内容的传统中医文化和丹溪中药炮制技艺及相关制品。

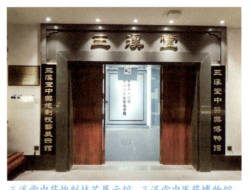
三溪堂中药炮制技艺展示馆、三溪堂中医药博物馆

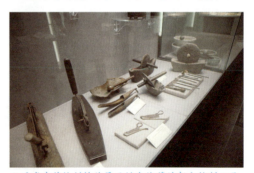
三溪堂中药炮制技艺展示馆内收藏的部分炮制工具

［伍］朱丹溪学术研究

早在15世纪，朱丹溪的医学学说就由僧医月湖传至日本，在17世纪经田代三喜与曲直濑道三及其后代传人的不断弘扬，丹溪学说在日本汉方医学界成为主流，世称"后世派"。当时，在日本

就有被称为"丹溪学社"的组织。1923 年，朱丹溪的私淑后学陈无咎在上海重建"丹溪学社"，创办了我国早期的中医学校——丹溪学社中医讲习所，并任第 20 代总教。

在我国乃至周边国家的各医学院校和医疗机构，开展朱丹溪中医药文化相关研究的学者络绎不绝，如浙江省立同德医院（浙江省中医药研究院）的盛增秀、王英、江凌圳、竹剑平、施仁潮，北京中医药大学的冷方南，温州医科大学的刘时觉，金华市中医院的傅晓骏，以及韩国韩医学研究院的安相佑，韩国庆熙大学的车雄硕，日本茨城大学的真柳诚等一大批学者，对朱丹溪中医药文化研究精深。在丹溪故里义乌，又有代表性传承人义乌三溪堂朱智彪，义乌市中医医院朱锐明、朱近人、王宏献，在朱丹溪中医药文化的传承与发挥方面均多有建树。

丹溪学说讨论会

浙江省中医学会医史分会先后三次召开了丹溪学说讨论会。

第一次丹溪学说讨论会于 1982 年 10 月 5 日至 9 日在义乌举行。参加会议的代表共 52 名，收到论文 42 篇。会议研究讨论了丹溪生平、著作、弟子考证考略，丹溪学术思想及其在中外的影响，丹溪方药临床运用等内容。与会代表还考察了丹溪故里，瞻仰了丹溪墓、丹溪庙。

第二次丹溪学术交流会由浙江省中医学会医史分会与安徽省

徽州地区中医学会联合主办，于 1983 年 6 月 8 日至 11 日在安徽省太平县（今黄山市黄山区）召开。参加会议的代表有 25 人，其中浙江代表 12 人，徽州代表 13 人，共收到论文 21 篇。会议主要研讨了朱丹溪学术思想和证治方药的临床运用。

第三次丹溪学术交流会暨浙江省第十三届医史年会于 1992 年 10 月 20 日至 22 日在丹溪故乡义乌市隆重召开。参加会议的有来自北京、上海、陕西、安徽及本省的医史专家、学者共 50 余名，会议收到论文 20 篇，大会交流 12 篇。省内外专家齐聚一堂，共同探讨朱丹溪的生平及学术思想，代表们对朱丹溪的"阳有余阴不足论""相火论""滋阴论"等理论学说、临床经验作了全面深入的探讨。专家提出的"七百多年来，国内外对丹溪学说的研究著作如林，成果宏伟，建立'丹溪学'的时机已经成熟"这一建议得到与会者的热烈响应。

国际丹溪中医药论坛首次会议

2002 年 10 月 17 日至 19 日，为了开展对丹溪学术思想的深入研究，广泛交流丹溪学术思想研究的新经验、新发展、新成果，中华养生丹溪文化园创始人朱之江特联合香港国际丹溪中医药研究会、中华医药研究会在中华养生丹溪文化园中举办了以"纪念朱丹溪，颂扬朱丹溪为丰富发展中医药理论体系所作的杰出贡献，把中医药学传播到全球，发展国际中医药学，为人类健康造福"

为主题的国际丹溪中医药论坛首次会议，邀请海内外研究丹溪医学专家 60 余人参加。

朱丹溪医学文化传承研讨会

2013 年 7 月，浙江省中医药研究院启动"丹溪学派的传承发展与著述研究"项目，从"学派"的广度着手，深入开展丹溪学派传承与发展的研究，整理出《格致余论》《局方发挥》《本草衍义补遗》《金匮钩玄》等 29 种丹溪学派的著述。研究人员把对丹溪学术思想、诊疗经验等认识和理解形成了书面论文，于 2014 年、2015 年分别在杭州和义乌召开了"朱丹溪医学文化传承研讨会"和"浙籍医家朱丹溪医学文化传承研讨会"，对研究成果进行了交流。

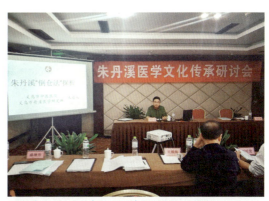

2014年11月22日，朱丹溪医学文化传承研讨会

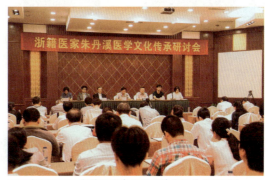

2015年9月19日，浙籍医家朱丹溪医学文化传承研讨会

浙江省中医药学会丹溪学派研究分会

2018 年 8 月 18 日，经过一年筹备的浙江省中医药学会丹溪学派研究分会在义乌市正式成立。浙江省中医药学会会长肖鲁伟表示，该分会的成立旨在深入研究丹溪学派学术思想的临床运用，推进"浙派中医"丹溪学派守正创新。大会成立后，丹溪学派研究分会举办了学术年会暨国家级继续教育"丹溪学术思想与临床应用研修班"，共举行 5 场专题讲座，交流学术论文 40 余篇。

此后每年，浙江省中医药学会丹溪学派研究分会均在义乌召开"浙江省中医药学会丹溪学派研究分会学术年会暨朱丹溪学术思想与临床应用研讨会（研修班）"。

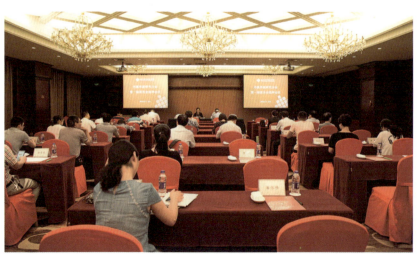

2018年8月18日，浙江省中医药学会丹溪学派研究分会成立

义乌市丹溪医学研究所

2012 年 6 月 21 日，在义乌市人民政府的要求下，由义乌市中医医院出资 20 万元成立了义乌市丹溪医学研究所，主要成员由当时的义乌市中医医院领导班子和主要临床科室科主任组成，旨在传承和弘扬朱丹溪医学文化，更好地为人民防病治病和养生保健服务。朱丹溪 23 世孙、主任医师、金华市名医朱锐明任义乌市丹溪医学研究所所长。

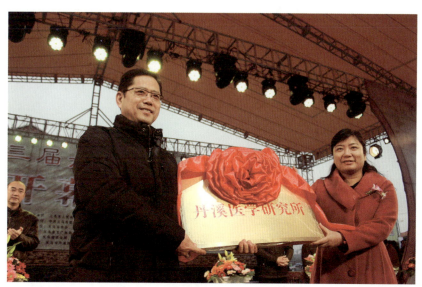

2012年12月27日，义乌市第三届丹溪养生文化节上，义乌市副市长王迎为义乌市丹溪医学研究所授牌

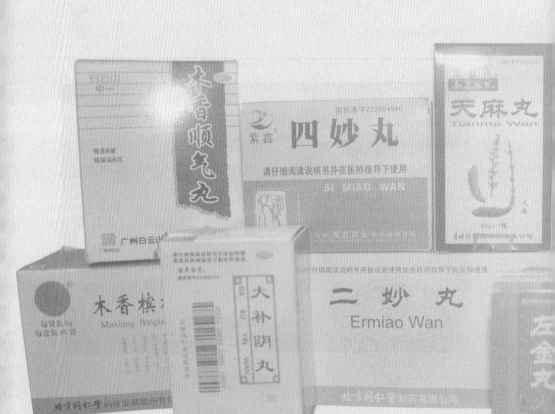

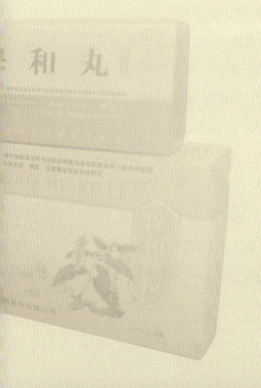

四、朱丹溪中医药文化的特色价值

「朱丹溪中医药文化」具有深厚的历史底蕴和文化内涵，在我国医学历史上占有十分重要的地位，具有展现历史、传承文化、推动科技进步、创造经济收益等功能，这些功能决定了其具有历史价值、科学价值和经济价值等特色价值。

四、朱丹溪中医药文化的特色价值

事物的功能决定其价值，非物质文化遗产也不例外。非物质文化遗产项目"朱丹溪中医药文化"具有展现历史、传承文化、推动科技进步、创造经济收益等功能，这些功能决定了其具有历史价值、科学价值和经济价值等特色价值。

［壹］历史价值

所谓历史价值，是指对历史的发展产生重要影响或者是事物本身具有特殊意义的文物，如历史上遗留下来的遗迹、遗物等。从这一角度来看，朱丹溪中医药文化的历史价值意义非凡。

朱丹溪援儒入医，以"格物致知"的医学理论思维，辨疑、发挥的治学方法，创造了"滋阴学说""四伤学说"等新的医学理论，引发了中国医学史上哲学思想进入医学领域的第二次高潮，启迪后学甚多。朱丹溪被尊称为"医圣"，丹溪学派中的许多人成为诸多医学领域的学术带头人，主导了整个明清时期医学界，是中国医学史上重要的学术流派，故历史上有"儒之门户分于宋，医之门户分于金元"（《四库全书总目提要·子部·医家类》）之论。此外，朱丹溪所强调的未病先防、保护正气、注重心理调摄等观点，仍影响着当代人的养生理念。

在国际上，朱丹溪中医药文化也有着很大的影响，特别是公元 15 世纪，丹溪学说传入日本，发展成为日本汉方医学最早的流派"后世派"，指导汉方医学达 300 年之久。传入朝鲜后被《医方类聚》《东医宝鉴》等医著收载。朱丹溪中医药文化具有悠久的历史底蕴和深厚的文化内涵，在中外科技交流史上占有重要地位。

另外，朱丹溪及其弟子、私淑者都善于著书立传，朱丹溪著有《格致余论》《局方发挥》《本草衍义补遗》《外科精要发挥》等，其弟子及私淑者撰有《金匮钩玄》《丹溪心法》等，将朱丹溪学术思想代代相传。

特别值得指出的是，和朱丹溪相关的历史文物和遗迹，如丹溪陵园、丹溪文化园、丹溪宗祠、丹溪庙等，至今仍存，除丹溪故乡义乌及省内其他地方外，还坐落于赣、闽等地，供后人凭吊和瞻仰。

目前，义乌市政府正着力打响"朱丹溪中医药文化"品牌。一是办好一个论坛。争取国家中医药管理局、中国中医药学会的支持，举办朱丹溪中医药合作与发展国际论坛，打造高层次中医药研讨、合作、交流平台。二是办好一个文化节。争取国家卫生健康委员会、文化和旅游部的支持，举办国家级朱丹溪中医药文化节，打响义乌"丹溪故里、养生圣地"品牌。三是办好一次竞赛。每年举办全国或全省"丹溪杯"中医知识竞赛活动，开展面

向大众的朱丹溪中医经典知识大赛或丹溪经典讲读、中医药健康
知识竞赛等活动。

此外，积极搭建朱丹溪中医药文化平台。一是建好一座丹溪
文化园。将现有丹溪养生文化园重新规划提升，建设丹溪书院、
朱丹溪祠、丹溪广场、丹溪纪念馆，深挖朱丹溪医学理论、传承
脉络、技艺民俗等内容；重建百草园，根据朱丹溪著作《本草衍
义补遗》和朱丹溪常用药物进行种植规划，集中药种植、科普、
体验、观光、采摘、购物为一体，建设成为弘扬丹溪文化的实践
基地。二是设立一所朱丹溪中医药文化研究院。计划中医院与高
等院校、国内名医院合作设立研究院，邀请专家学者来义乌设立
丹溪研究工作站，集聚一批中医药人才，建成一个有水平、有影
响力的丹溪学派研究基地。三是开办一个朱丹溪中医药文化体验
馆。展示义乌中医药事业发展历史、传承脉络、临证经验、医案
医话、现代发展与创新等内容，建成朱丹溪中医药文化体验和休
闲生活体验基地。

[贰] 科学价值

所谓科学价值，是指科学本质的外在集中体现，即科学技术
的不断创新。科学价值具有重要的启发和借鉴意义，是社会得以
存在和发展的重要依据和基础。

朱丹溪学说的理论思想内容丰富，涵盖了内科、外科、妇科、

儿科各科，既有杂病辨治纲要、临证治验，又含摄生调养治未病思想。朱丹溪中医药文化的科学价值体现在以下几个方面：

研究方兴未艾

朱丹溪提出的"阳有余阴不足论""相火论""滋阴学说""气血痰郁学说"等学术思想，在现代中医科学研究和临床中得到了广泛应用。时至今日，有关丹溪医学研究的论文层出不穷。从1949年到现在，国内刊物上发表的有关朱丹溪医学研究的文献大约有数千篇，内容涉及面相当广泛，主要有理论学说、临床经验等。采用文献计量学研究方法，对2013—2017年间在国内刊物上正式发表的研究丹溪医学思想及其著作相关的学术论文进行统计，以朱丹溪为主题词的研究论文共计582篇，关键词检索共计338条。其中，70篇为研究丹溪医学临床经验的论文，占比最高，研究丹溪学说的21篇，《丹溪心法》12篇、《格致余论》4篇、《局方发挥》1篇。其余皆是研究金元四大家的文章中提及朱丹溪或临床运用中提及滋阴学派。在主题词检索的582篇中，以朱丹溪为主题词的博士论文1篇、硕士论文6篇，北京中医药大学论文占4篇。在研究丹溪临床经验的文章中，治疗痰证18篇、痛风9篇、脾胃9篇、咳嗽4篇、郁证6篇、泄泻4篇、痹症3篇、针灸3篇、心理3篇，另外也有从老年病、睡眠、艾滋预防、气功、《易经》等角度撰文的。从上述数字可看出，全国对丹溪医学的研究比较全面，临床应用已涉及到大部分病症。

临床经验发挥

中医界素有"杂病宗丹溪"之说，朱丹溪的诊治经验至今仍在临床上发挥着重要的指导作用。如《中医文献杂志》等杂志近年来相继发表了《朱丹溪论治咳嗽、喘病的临床应用》等论文，认为朱丹溪论咳嗽之病因"有风寒、有火、有痰、有劳、有肺胀"，治疗方法详尽周到，并以泻火滋阴见长，温补祛邪亦存。依法试之，屡屡见效。还有人运用丹溪滋阴降火法治疗浸润性肺结核伴有发热患者，临床效果明显，不良反应少，值得临床进一步推广。此外，还有专门探讨朱丹溪治疗脾胃病、痢疾、脘腹痛、泄泻的诊疗方法，将其应用于胃肠疑难病的辨治中，取得了良好的疗效。此外，还有研究丹溪痛风方治疗痛风的临床效果的，结果表明丹溪痛风方治疗对痛风患者改善临床症状具有积极的作用，值得今后临床广泛推广。在心脑血管系统疾病中，借鉴朱丹溪从痰论治眩晕、头痛的理论和经验，在眩晕、头痛、中风等病防治中取得满意疗效。

方药沿用至今

朱丹溪所创制的越鞠丸、大补阴丸、延寿丹、保和丸、二妙散、左金丸、虎潜丸、上中下通用痛风方等方剂，时至今日仍为临床所常用，并有不少品种被现代《中国药典》所收载，按其配方所生产的药品，已经取得重大的社会效益和经济效益。以越鞠丸为例，此方为治疗郁证的代表方，常用于治疗气血痰火湿食郁结所致诸病，临床应用较为广泛。据 2020 年《浙江中医杂志》报道，运用越鞠丸加减治疗抑郁症，疗效满意。2017 年《内蒙古中医药》介绍，以越鞠丸治疗失眠 8 周，总有效率为 87.5%。这说明越鞠丸治疗情志疾病具有良好的疗效。

在药物研究方面，有研究朱丹溪《本草衍义补遗》及用药配方特点的；有探讨朱丹溪善用风药治疗血证的；有研究《丹溪心法》中石菖蒲和远志药对运用规律的；有对《丹溪心法》中人中黄的炮制方法、药性、功效进行考析的；有对朱丹溪应用附子经验进行探析的；有从配伍规律与炮制方法两个方面探讨《丹溪心法》中黄连的用法的；也有分析研究朱丹溪治疗内科杂病临床用药配伍规律的，整理治疗各科杂病方药共 615 首，涉及中药 289 味，总用药次数为 4277 次，归纳其核心单味药主要为生姜、炙甘草、甘草、茯苓、陈皮、人参、当归、白术等，主要药类为补虚药、解表药、清热药、理气药、化痰止咳平喘药等，为临床提供了更有价值的用药配伍规律。

[叁] 经济价值

朱丹溪中医药文化的推广运用还产生了重大的经济价值，主要体现在以下几个方面：

中药炮制

朱丹溪所撰《本草衍义补遗》是他研究中药的代表著作，书中较原书增加了不少品种，如中药红曲已成为义乌乃至江南地区的重要药材。他在《本草衍义补遗》中说红曲"活血消食，健脾暖胃，赤白痢下水谷"。在义乌民间就流传有朱丹溪巧用红曲救治病患的故事。2001年，朱丹溪后裔朱兰琴、陈豪峰夫妇在丹溪故乡建立了义乌市丹溪酒业有限公司，专业酿造生产丹溪牌系列红曲酒、红曲醋、红曲高粱白酒、红曲米等。丹溪牌红曲酒选用丹溪源头水、丹溪红曲、白曲、有机糯米为原料，在传统工艺的基础上结合现代生物技术手工酿造而成，醇香品正，内含天然 γ－氨基丁酸降血压成分，是全国黄酒类饮品中唯一通过有机食品认

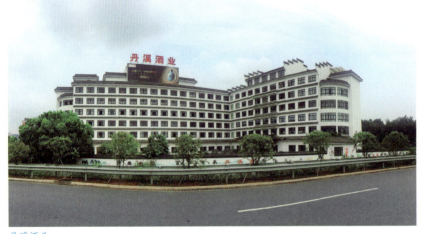

丹溪酒业

证的佳品，年销售额超过 3000 万元。"丹溪红曲酒酿造技艺""义乌红曲传统制作技艺"分别于 2009 年 6 月、2012 年 6 月列入浙江省非物质文化遗产代表性项目名录。

"朱丹溪中医药文化"非遗项目传承人朱智彪，借由家乡义乌得天独厚的药材资源优势，学宗丹溪中药炮制技艺，创办"三溪堂国药馆"，归纳发明了一套独特的中药材栽培、采集、加工的传统技艺和内服清膏、外贴膏药、传统水泛丸的制作技法，以及数百种中药炮制技艺，形成了对原料、器具及工艺都有特殊要求的独特中药炮制技艺——丹溪中药炮制技艺。具体为中药手工泛丸、外贴膏药、穴位敷贴和口服清膏的制作，以及"浙八味"等上百种中药饮片传统炮制技法。他秉承"传承三溪，济世养生"的宗

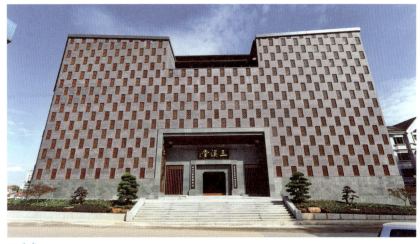

三溪堂

旨，遵循"做药务真不得欺客，行医务正不得欺世"的古训，艰苦奋斗、勤俭创业、诚实守信、优质服务，把父亲手上小小的中草药铺发展成为下设义乌市三溪堂国药馆连锁有限公司、义乌三溪堂中医保健院、义乌市三溪堂农业开发有限公司、义乌市三溪堂食品有限公司、浙江三溪堂中药有限公司和义乌市三溪中医药研究所等 15 家企业的三溪堂集团型企业，年销售额达到 6.5 亿元。

临床运用

朱丹溪中医药文化在义乌世代相传，1956 年 7 月由骆虞廷、吴文鸿、陈详发、何子健、陈修仁、洪祖基、何昌德、朱叙芬等当时义乌市最负盛名的中医为主，联合 8 家国药铺，组成义乌县中医研究室，研究室附设中西药制药厂，各名中医采用半日上课、半日跟师的办法带领弟子开展丹溪医学研究与传承，经过几代义乌中医人的努力，研究室逐步发展为义乌市中医医院。义乌市中

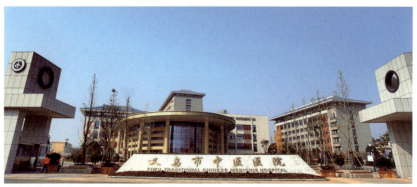

义乌市中医医院

医医院作为国家级非物质文化遗产项目"朱丹溪中医药文化"的保护单位，是一所由政府创建的国家三级甲等综合性中医医院。拥有一支以朱锐明、朱近人、王宏献等非遗代表性传承人为主，科研人员及文化宣传人员为辅的非遗文化保护团队，集全院之力开展传承与弘扬工作，医院根据朱丹溪"致知创新"精神，提炼出医院核心价值观体系，将"人和厚德　知新致远"作为院训，创作传唱《丹溪传人》院歌，深入推进朱丹溪中医药文化"创造性转化、创新性发展"，积极发挥中医药"三个作用"，将朱丹溪中医药理论广泛应用于临床，并根据朱丹溪中医药理论研发 40 余个协定处方和健康产品推广使用。

名方销售

朱丹溪所创制的诸如越鞠丸、保和丸、大补阴丸、延寿丹、二妙散、左金丸、虎潜丸等名方，被国内许多药厂生产销售，并被收入《中国药典》中。如生产越鞠丸的有北京同仁堂（集团）有限责任公司北京中药二厂、武汉中联药业集团股份有限公司、江西药都樟树制药有限公司等 17 个厂家；生产保和丸的有北京同仁堂科技发展股份有限公司制药厂、上海华源制药安徽广生药业有限公司、河南省济源市济世药业有限公司、河南仲景宛西制药股份有限公司、河北凯诺制药有限公司、山西万辉制药有限公司、太极集团重庆桐君阁药厂有限公司、哈药集团世一堂制药厂等 67

个厂家；生产大补阴丸的有杭州胡庆余堂药业有限公司、上海雷允上封浜制药有限公司、武汉中联药业集团股份有限公司、陕西华西制药股份有限公司等78个厂家；生产延寿丹的有陕西冯武臣大药堂制药厂有限公司、福建省同溢堂国医药发展有限公司、太极集团四川绵阳制药有限公司、洛阳天生药业有限责任公司等多个厂家；生产左金丸的有上海和黄药业有限公司、湖北香连药业有限责任公司、台州南峰药业有限公司、安阳路德药业有限责任公司、湖北诺得胜制药有限公司、温州海鹤药业有限公司、国药集团中联药业有限公司等182个厂家；生产虎潜丸的有北京制药厂、香港同仁药业公司、香港怡安堂医药贸易公司等多个厂家。

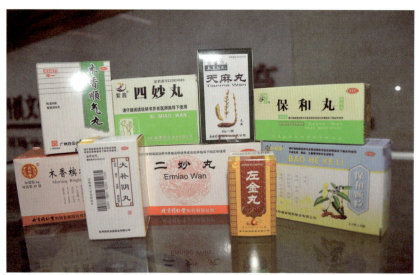

朱丹溪处方开发的中成药

这些中成药的销售额非常大，也深受广大病人的喜爱。

值得一提的是，2022 年 11 月，义乌市人民政府印发《义乌市创建浙江省中医药综合改革先行区实施方案》，明确弘扬丹溪文化、提升中医服务、促进产业发展的创建主题，要求到 2025 年底，义乌的朱丹溪中医药文化品牌基本形成，城乡中医医疗服务网络实现全覆盖，中医药健康产业持续向好，产值力争突破 150 亿元。

［肆］丹溪学说对后世医学的影响

丹溪学说对新安医学的影响

新安医学起于宋元、盛于明清，因唐宋以来新安（今安徽皖南的休宁、歙县、祁门、绩溪、黟县及江西省婺源六县）地域安定，北方的士族文人南迁后促进了古新安郡区域的经济和文化发展，到明清时期，徽商兴起，新安地区商业发达、文化兴盛、书院学馆林立，大大促进了当地医学文化的交流，形成了强大的儒医群体，时人称之为"新安医家"。

明清时期，新安医家多崇尚丹溪学说。明成化间，休宁人程充对丹溪学说进行过一次系统整理，重订了《丹溪心法》，为后世研究丹溪学术思想提供了可靠的资料。嘉靖间，休宁人方广认为程充重订《丹溪心法》之附录有些与朱丹溪原本的思想不符，于是删掉后再次重订，名为《丹溪心法附余》，先具心法后附群方，既突出了朱丹溪辨证论治之旨，又简明切要。

祁门汪渭认为"病当滋补，治法则从丹溪"。其子汪机一生精研医理，以《丹溪心法》为本，对其学说有所继承、发挥。汪机整理了戴原礼所著的《推求师意》一书，其医学主旨虽然源自朱丹溪，但他发挥丹溪之学，又旁通李东垣。他在《石山医案·营卫论》中提出"丹溪以补阴为主，固为补营；东垣以补气为主，亦补营也"。以营卫之说，横贯两家，对朱丹溪的学说进行了发挥，后发展为调养气血、固本培元之"培元派"。

此外，新安医家徐春圃、孙一奎、程国彭、汪文绮、吴澄等，对丹溪学说均有一定的研究和发挥。

新安医学的形成，受金元四大家的学术思想影响并能融合诸家之说，构成了"外感宗仲景，内伤法东垣，热病用河间，杂病师丹溪"的明代医学发展的特有态势，并称丹溪学说"贯通于诸君子，尤号集医道之大成者也"。可见丹溪学说对新安医学影响之大。

丹溪学派是吴门医派的引领者

苏州历代名医辈出，从周代至今，有记录的名医有 1200 多人，其中医官、御医就有 100 多人。吴中医家以儒医、御医、世医居多，有较深的文字功底和编撰能力，善于著述、总结前人经验及个人行医心得，其学术成就独树一帜，形成了颇具特色的吴门医派。

吴中医学最早可以上溯到春秋战国时期。据葛洪《神仙传》

记载，周代吴人沈羲学道于蜀中，炼丹制丸，给人治病常有奇效。从汉代的赤松子、负局先生，南北朝的顾欢、僧人知聪，到唐朝苏州出现了第一位御医周广，吴医逐渐由最初的道医济世发展为能够运用中医理论来指导治疗疾病的医家。而后，自宋入元至明，随着国家政治、经济、文化中心的南移，吴中医学也有了全新的发展。

吴中医学能够形成一种医学流派——吴门医派，是元末明初时朱丹溪高徒戴思恭来吴行医之后，将丹溪之学传给了苏州本地名医王宾，王宾又将其学传给学生盛寅、韩叔旸及王观等人，加上当时苏州名医葛应雷、葛可久父子在中州名医李判官处获得了北方刘、张两家的医书，汲取了"河间学派"和"易水学派"的成就，由此发端并逐渐形成和发展起来的。明朝杨循吉在《苏谈》中称戴思恭为"吴医形成的引导者"。

明清时期，吴门医派进入鼎盛时代。清代乾隆年间，名医唐大烈将苏州地区 31 位医家的医论汇编成《吴医汇讲》一书，从此，"吴医"这一名称始行天下。清初，叶天士《温热论》的问世更确立了以苏州为中心的温病学派的学术地位。"吴中多名医，吴医多著述，温病学说倡自吴医"，这是吴医的精华所在，也是"吴中医学甲天下"的由来。

丹溪学派对乌镇医派的影响

嘉兴地处杭嘉湖平原的核心区域，历史悠久，自然地理条件优越、物产富饶、交通发达、文化昌盛、地灵人杰，自古就被誉为"鱼米之乡、丝绸之府"，孕育出众多学术流派和卓越人物。

中医药学在嘉兴源远流长，历代名医辈出，世家林立，学说纷争，对中医经典、本草学、温补学、温病学、针灸学及养生学等领域都有深入的研究，为中医药事业作出了重大的贡献，其中最有影响的当推"乌镇医派"。

"乌镇医派"肇始于清康熙年间，兴起于乾隆、道光年间，盛行于清末民初，其起源地为桐乡乌镇，后扩散到杭嘉湖地区，乃至上海、江苏等地。其学术特色鲜明、临床经验丰富、传承脉络清晰，特别是对瘟疫疾病的诊治有独到之处。其主要代表人物僧越林、张千里、吴古年，疗疾无不奇验，名震江、浙间，求诊者趾踵相接，时称"浙西三大家"。

丹溪弟子戴原礼曾任职南京的明太医院，在杭嘉湖地区行医传授丹溪之学多年，其弟子及私淑者众多，乌镇医派也受其影响，在临床上十分重视养阴，认为治疗温病应将保津养阴之法贯穿始终。丹溪有"百病多由痰作祟"之说，乌镇医派在杂病治疗中注重化痰，善用瓜蒌、半夏、贝母等。

[伍] 丹溪学说在海外的传播

丹溪学说通过朱丹溪弟子和私淑者的传播，不仅影响力遍及全国，还对朝鲜半岛、日本、越南等地的医学产生了深远的影响。通过朝鲜的使臣和商人，丹溪学说向北传至朝鲜，通过东南沿海港口经由前来中国学习的僧人往东传到了日本，通过商船或翻越山岳地带往东南传入越南。在当时的汉字文化圈覆盖范围内，朱丹溪的学说备受各国学者推崇。

朝鲜半岛

中朝之间的医学交流在公元前 2 世纪就已经开始了，隋唐以来，《素问》《针经》《难经》《脉经》《神农本草经》《甲乙经》等中国医书传入朝鲜半岛，成为其医学教材。到明代时，朱丹溪及其弟子的著作开始陆续被引进朝鲜，据朝鲜李朝宣祖年间出版的《考班撮要》记载，从 1430 年到 1585 年，朝鲜刊行的中国医书有 70 多种，朱丹溪及其门人（包括私淑弟子）的《局方发挥》《格致余论》《金匮钩玄》《玉机微义》《医学正传》等都在其中。

朝鲜半岛的东医体系成形于朝鲜王朝（1392—1910），其主要标志为三大医著《乡药集成方》《医方类聚》和《东医宝鉴》的问世。其中，公元 1596 年，朝鲜医家许浚按照国王命令开始编纂并于 1613 年发行的《东医宝鉴》，在朝鲜医家所撰的医著中最负盛名。当时的朝鲜国王光海君说："东垣为北医，丹溪为南医，宗厚

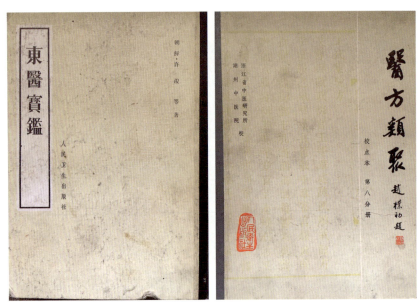

《东医宝鉴》《医方类聚》(参考朱丹溪及其门人著作10余种, 方药引用率超过30%)

为西医, 许浚为朝鲜之医, 谓之东医。"朝鲜"东医"因此得名, 许浚也因而在朝鲜享有"医圣"之名。从此,"东医"正式成为了朝鲜半岛传统医学的专用名。在这本具有极高历史价值的《东医宝鉴》中, 许浚引用《黄帝内经》《医学入门》和《丹溪心法》的频次最高。而在16至17世纪成书的医学名著《医林撮要》中同样有引用《丹溪心法附余》的记录。由此足见丹溪学说在传入朝鲜半岛以后学者们对其的重视程度。

日本

公元1487年, 被日本医界誉为"后世派开祖"的田代三喜以僧人身份（在日本当时有"非僧侣不得习医"的习俗）来中国学医，他跟随先期已定居钱塘的僧医月湖修业临证。月湖同样是赴明求法的日本僧医，精通丹溪学说之道，著有《全九集》，其中多数引用了丹溪学派的医书。

田代三喜在钱塘（今杭州）共生活了 13 年，深受其师影响，大力倡导金元四大家，对丹溪学说尤为信服。1498 年学成归国时，田代三喜不仅将师傅月湖所著《全九集》一同带回，还将自己在中国所学所闻记录成册，撰成《三归翁医书》。回到日本后，田代三喜脱离僧籍，开始收徒行医。可以说，田代三喜是向日本传输丹溪学说的第一人。

真正将丹溪学说日本化的学者是田代三喜的弟子曲直濑道三。曲直濑道三（1507—1594），字一溪，意在表达其宗丹溪学说，让"丹溪分流到日本一支流"的愿景。曲直濑道三在京都创办医学校，并著成《启迪集》8 卷。书中引用了丹溪学说的主要医书，如《格致余论》《丹溪心法》《医学正传》《玉机微义》《明医杂著》等，可见其对丹溪学说的推崇。《启迪集》融合了日本本土的思想特点，将中国医学的"辨证论治"法则化，得以迅速扎根于日本本土，并因受到正亲町天皇赏识诏令颁行而流传久远。

曲直濑道三以朱丹溪的医学理论为核心，建立"丹溪学社"，在日本传播"丹溪学说"，但又不拘泥于此，能将师承与古训融会

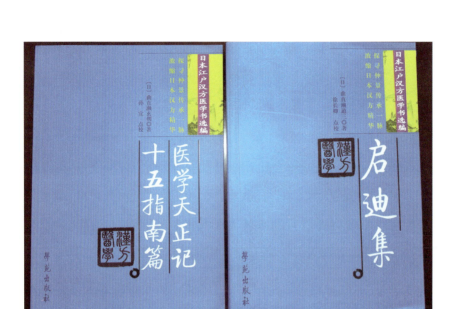

丹溪学派著作《启迪集》(日本曲直濑道三著)、《医学天正记》、《十五指南篇》(日本曲直濑玄朔著)

贯通，参以临床经验而自成一家，影响很大，逐渐形成了自己的医学体系——"后世学派"。他的亲传弟子曲直濑玄朔及再传弟子阁本玄冶、长泽道寿、古林见宜等皆为日本名医，弟子门人发扬其说，施术传学，使"丹溪学说"发扬光大。

2019年4月17日，日本东洋学术出版社社长井上匠基于朱丹溪对当时乃至今天的日本医学所产生的重要影响，特地来丹溪故里义乌文化寻根。井上匠社长一行2人在浙江省中医药研究院竹剑平的陪同下，特约采访了义乌市丹溪医学研究所所长、朱丹溪23世孙、朱丹溪中医药文化省级代表性传承人朱锐明。朱锐明向

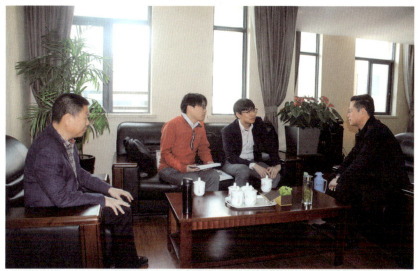

省级非遗代表性传承人朱锐明接受日本学者采访朱丹溪中医药文化

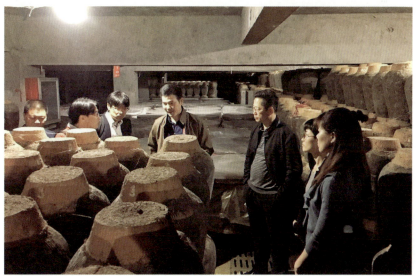

丹溪红曲酒传人陪同井上匠社长参观丹溪红曲酒酒窖

来访的日本学者详细介绍了朱丹溪中医药文化的前世今生、丹溪学派在朱丹溪故里义乌的传承、朱丹溪中医药文化的传承弘扬以及丹溪医学研究所近年所做的工作。随后，井上匠一行走访了义乌市中医医院、丹溪医学研究所、丹溪文化园、丹溪酒厂，通过交流访谈和实地考察，日本学者对朱丹溪中医药文化有了进一步的了解，并对义乌市在朱丹溪中医药文化弘扬方面所做的工作表示崇敬。

越南

越南与中国山水相连，两国文化背景相似，特别是在过去长期同样使用汉字的有利条件下，越南成为东南亚地区较早与中国开展传统医学交流的国家，与中国在古代就有了较为密切的医药学交流。

越南在吸收了中国医籍中的精华之后，又根据其本土的地理、社会、人文和疾病特点，因地制宜，逐渐形成了越南本土的医学体系，产生了本土的传统医学。中国医学尤其是明代医学对越南传统医学产生了极大的影响，而丹溪学说在明代已成为主流学派。日本茨城大学真柳诚教授在 2014 年底举行的"中华医学会医史分会年会"上告诉竹剑平教授，他曾在越南国家图书馆内见到不少冠名"丹溪"的医籍，尤其是当时"丹溪学说"的私淑者冯兆张。

冯兆张，明末清初医家，字楚瞻，浙江海盐人。冯兆张 13 岁开始习医，精于医术，后游医于天下，集三十年之经验著成《冯氏锦囊秘录》20卷。该书虽在理论上崇尚赵献可的"命门学说"，但在临床杂病诊治上推崇朱丹溪的"气血痰郁四伤学说"。

书中涉及丹溪言论甚多，并引丹溪医案作为案例说明，同时在继承丹溪学术思想的基础上，更有所发挥。

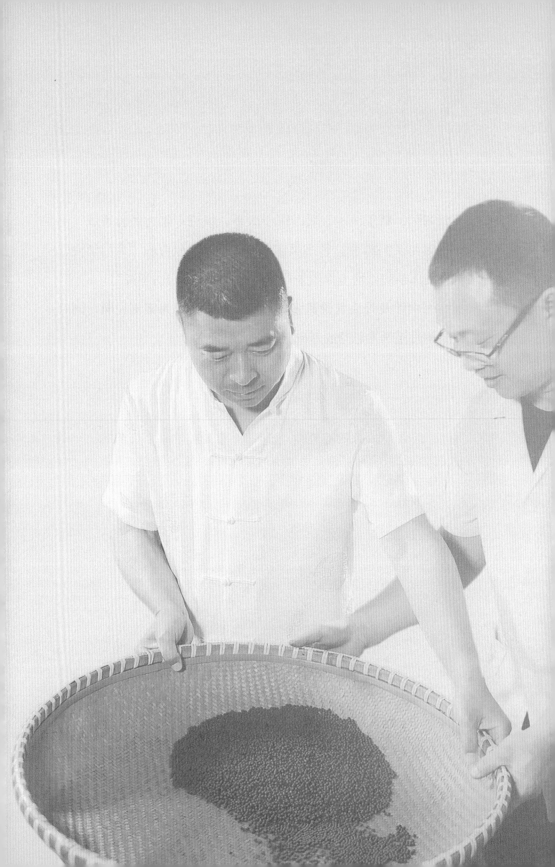

五、朱丹溪中医药文化的传承与保护建设

朱丹溪中医药文化传承至今，朱丹溪弟子众多，代有传人，至今已传二十多代。一众弟子和私淑者在其学术思想和炮制技艺上各有所长，以代表性传承人朱智彪、朱锐明、朱近人、王宏献为代表的一大批中医药人员，精研朱丹溪中医药文化，在传承与发挥上均做了大量的工作。

五、朱丹溪中医药文化的传承与保护建设

朱丹溪弟子众多，代有传人。第二代传其子朱玉汝，弟子赵良仁、戴士垚、戴思恭、王履等人；第三代传其孙朱文楷、再传弟子王宾、刘纯、盛寅等人；第四代传人有朱宗善、商节等；第五代传人有虞抟等。清代传人十五世孙朱锡标，民国时期传人陈无咎等，至今已传二十多代。

［壹］朱丹溪中医药文化的传承

据明崇祯年间的《义乌县志》和《金华府志》记载，"义乌以医名者代不乏其人"，其中，最出名的是元代"丹溪"朱震亨、明代"华溪"虞抟。到了清末民初，陈无咎继朱丹溪、虞抟之后，把义乌中医医学推上了又一个高峰。在历史的发展长河中，有关朱丹溪中医药文化的传承源远流长，大致可分为古代、近代和现代三个阶段。古代的传承情况我们已在前面章节中予以阐述，而近代则以陈无咎为代表性人物。陈无咎世居义乌黄山，因村旁有黄山溪淙淙流过，故被人称为"黄溪"，他与丹溪先生朱震亨、华

溪恒德老人虞抟一起被称为"义乌三溪"。

陈无咎（1884—1948），原名瑞梯，字揽登。庠名绿绣，字兰澄，号汪如。又名淳白、易简，字茂弘，号无垢居士。曾参加辛亥革命，之后致力于哲学，并更加专注

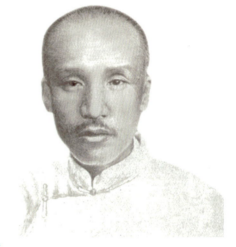

陈无咎

于研习医学，医名甚著。辛亥革命后更名白，字无咎，号凤雏。

陈无咎自幼丧父，且自身多病，所以遵从母亲的意志继承祖业，研习医学。陈无咎其学本宗乃朱丹溪滋阴学说，但他并不拘泥于此，而是对其有所发展。1925 年，陈无咎在上海创办了我国早期的中医学校——汉医学院，并任"丹溪医科学社二十代总教"，努力培养中医人才，弘扬中华医学。1938 年，陈无咎出任上海丹溪大学校长，接受名誉医学博士学位，国民政府特授七级嘉禾勋章，奖给"保卫桑梓"匾额。他先后担任《神州医药总会》月刊主笔、中华博医学会编审主裁、中央国医馆学术委员，并主持中医学的名词统一整理工作。这一时期，是陈无咎潜心医学研究、著作频频问世

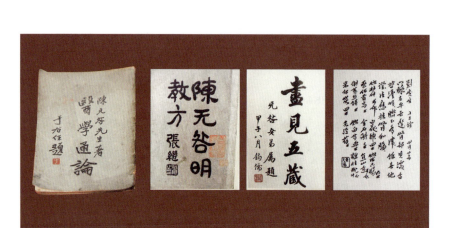

陈无咎部分医书著作

的鼎盛时期。他将其一生医学钻研心得及其治病实验、教育经验写成百余万字的"黄溪医垒丛书"5辑，为中华医学事业作出巨大的理论贡献。

延至现代，在中华人民共和国成立后，义乌在全市范围内选调知名中医师骆虞廷（1896—1975）、朱叙芬（1904—1969）等10人，并联合8家知名中药店，组成义乌县中医研究室，后逐渐发展成为现在的义乌市中医医院。朱丹溪21世孙朱近人、23世孙朱锐明等均在义乌市中医医院继续接力朱丹溪学说，悬壶济世。而由朱丹溪开创、一直在义乌民间传承至今的丹溪中药炮制技艺也同样代有传人，目前已传至第20代。传承人朱智彪自小跟随其父朱益清学习丹溪秘制的膏、丹、丸、散、酒等多种中药炮制技艺，于1988年创办"三溪堂国药馆"，公开传授丹溪中药炮制技

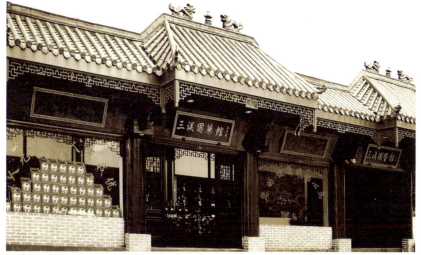

三溪堂国药馆

艺，培养人才，推陈出新，弘扬光大朱丹溪中医药文化。

［贰］朱丹溪中医药文化保护单位建设

朱丹溪中医药文化传承至今，一众弟子和私淑者在其学术思想和炮制技艺上各有所长，故此，在义乌出现了义乌市中医医院和义乌市三溪堂国药馆连锁有限公司两家单位共同开展朱丹溪中医药文化保护、传承和弘扬工作的情况。

保护单位一　义乌市中医医院

义乌市中医医院创建于 1952 年 10 月，是一所由政府创建的国家三级甲等综合性中医医院、卫健委国际紧急救援网络医院、国家爱婴医院、省重点建设中医院、省中医中风病医疗中心、国家基层常见病多发病中医适宜技术推广基地、省基层中医药适宜技术示范基地、国家中医住院医师规范化培训基地。2019年成立义乌市中医医院医共体，下辖北苑、城西、赤岸、大陈4个医共体院区，同年挂牌义乌市朱丹溪中医院，义乌市丹溪医学研究所、义乌市基层中医指导办公室、义乌市中医质控中心、义乌市中药质控中心均设在该院。

医院占地面积135亩，总建筑面积8.4万平方米，开放床位600张，共设15个病区，有职工815人，其中高级职称159人，博士、硕士研究生96人，国家级学会专业委员会常务委员和委员10余名，省级学会专业委员会常务委员和委员20余名，全国优秀中医临床人才2名、培养对象2名，全国中药特色技术传承人才2名，浙江省基层名中医1名、培养对象1名，浙江省中医临床技术骨干2名，地市级名（中）医4名，医界新秀1名，县（市）级名中医6名。医院设有全国基层名老中医传承工作室1个、全国名老中医传承工作室义乌工作站3个、浙江省基层名中医工作室1个、金华市级名中医工作室4个、义乌市级名中医工作室6个，开展师带徒传承工作。

义乌市中医医院作为国家级非物质文化遗产项目"朱丹溪中医药文化"的保护单位，拥有一支以朱锐明、朱近人、王宏献等非遗代表性传承人为主、科研人员及文化宣传人员为辅的非遗文化保护团队，集全院之力开展传承与弘扬工作。医院根据朱丹溪"致知创新"精神，提炼出医院核心价值观体系，将"人和厚德　知新致远"作为院训，创作传唱《丹溪传人》院歌，深入推进朱丹溪中医药文化"创造性转化、创新性发展"，积极发挥中医药"三个作用"，将朱丹溪中医药理论广泛应用于临床，根据朱丹溪中医药理论研发 40 余个协定处方和健康产品推广使用；积极开展相关科研教学工作，参编《朱丹溪医药文化研究》《近代浙西浙南名医学术经验集》等著作，在核心期刊发表论文数十篇，多次举办和承办国家级、省级继续教育项目，如每年参与承办朱丹溪学术思想与临床应用研修班等，使朱丹溪中医药理念、方法彰显时代价值。院中建有朱丹溪中医药文化展示馆、朱丹溪中医药文化长廊、朱丹溪学术思想书法长廊、朱丹溪生平故事长廊、朱丹溪生

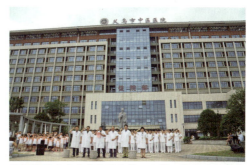

保护单位义乌市中医医院新入职员工在朱丹溪雕塑前入职宣誓

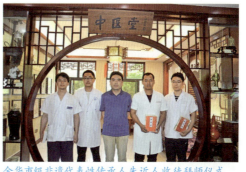

金华市级非遗代表性传承人朱近人收徒拜师仪式

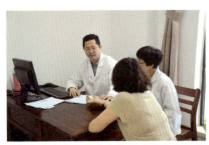

省级非遗代表性传承人朱锐明带弟子门诊
照片

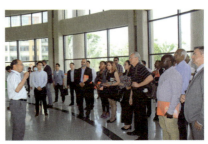

代表性传承人、义乌市中医医院党委书记王
宏献陪同"一带一路"沿线国家外宾研讨朱
丹溪中医药文化

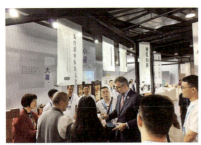

朱丹溪中医药文化参加第九届浙江·中国非
物质文化遗产博览会

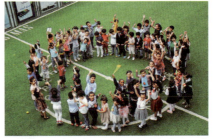

保护单位义乌市中医医院端午节在客商子弟
学校宣传朱丹溪中医药文化

平木雕、朱丹溪雕像等宣传阵地，保存了大量丹溪及其弟子著作和朱丹溪中医药文化研究的书籍，拥有中医药器具、中成药等代表性资料与实物。医院每年举办养生文化节，在电视台开设"健康与养生"专栏，每周开展中医"三进"服务活动，开展"小小朱丹溪"走近中医、小记者探访中医奥秘、暑期夏令营等活动，释放朱丹溪中医药文化魅力，服务大众健康，推动朱丹溪中医药文化在新时代以包容与创新的气质走向世界、走向未来。

保护单位二　义乌市三溪堂国药馆连锁有限公司

三溪堂创立于1988年，前身为"朱氏中草药铺"，创始人为朱益清。1996年，朱智彪子承父业，将药铺更名为"三溪堂国药馆"，秉承"传承三溪，济世养生"的宗旨，遵循"做药务真不得欺客，行

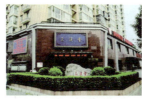
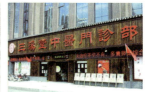
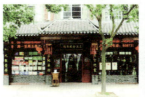
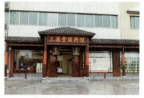
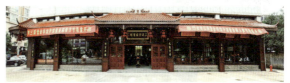

三溪堂国药馆连锁有限公司旗下分馆

医务正不得欺世"的古训，艰苦奋斗、勤俭创业。

义乌市三溪堂国药馆连锁有限公司为国家 GSP 认证企业，义乌市医保定点单位，设有义乌、南昌、金华、北京、佛堂、廿三里等 7 家分馆。数十年来，义乌市三溪堂国药馆连锁有限公司立足国医国药，注重优质服务，倡导保健养生，为顾客提供免费煎药、免费送药、免费研粉、免费装胶囊、免费测血压、免费测血糖、免费健康咨询等服务，得到了政府的认可、行业的认可和百姓的认可。

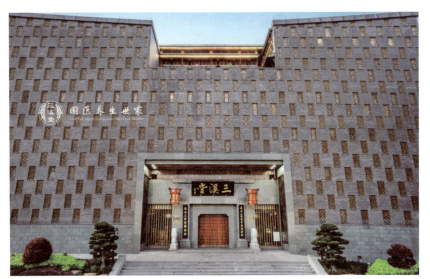

三溪堂中医保健院

　　义乌三溪堂中医保健院，于 2011 年由卫生部批准设立，为义乌市医保定点单位，设有中医内科、中医妇科、中医肿瘤科、治未病科、中医皮肤科、针灸推拿科、骨伤科、中医儿科、男性科、不孕不育科等重点中医专科。为了解决医疗用房紧张的问题，2012 年 2 月，在义乌市委市政府及各级领导的重视下，落实了异地扩建新院区的建设用地，在义东路义乌江滨按照二级甲等中医医院标准设计，占地 5548.30 平方米，总建筑面积 20811.5 平方米，规划设置床位 90 张，总投资 2 亿元。新院区于 2015 年 12 月顺利结顶，并于 2017 年 10 月投入使用。

　　浙江三溪堂中药有限公司由浙江老字号三溪堂国药馆和华东

医药集团共同投资组建，投资4000万元，成立于2014年。公司坚持"道地药材，诚信经营，质量第一，优质服务"的经营理念，下设杭州华东医药集团义乌医药有限公司（医药批发公司）和浙江三溪

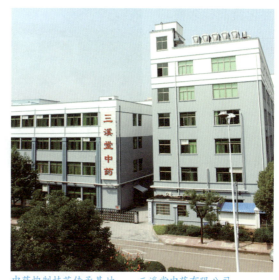

中药炮制技艺传承基地——三溪堂中药有限公司

御泰生物科技有限公司（食品生产公司）。公司设有"丸散膏丹研发中心"和"互联网＋中药代煎服务中心"，是浙江省知名中药研发、生产、经营和出口企业。其产品质量受到省内外280余家客户单位的肯定和好评，被评为"金华市高新技术企业""金华市高新技术研究开发中心""浙江省科技型中小企业""浙江省中药饮片产业协会"和"中国中药协会"会员单位，是浙江中医药大学及浙江医药高等专科学校等院校大学生校外实践教学基地。

2016年12月，取名为"三溪堂中药炮制技艺"的丹溪中药炮制技艺被列为浙江省非物质文化遗产保护项目。2017年，朱智彪因传承"三溪堂中药炮制技艺"被评为"浙江省第五批非物质

文化遗产代表性项目代表性传承人"。2018年，三溪堂因传承"三溪堂中药炮制技艺"被评为"义乌市第四批非遗传承基地"。

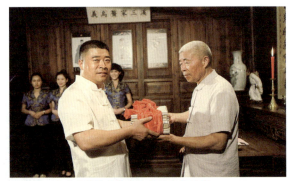

2011年三溪堂国药馆内举办的拜师传承仪式

　　"三溪堂中药炮制技艺"包括玉屏风少儿清膏、祖传秘制疗疮膏、传统手工泛丸、传统中药穴位敷贴和"浙八味"炮制技法及防风、黄精、前胡、熟地、白术等上百种中药传统炮制技法。

　　三溪堂传统玉屏风少儿清膏，根据《丹溪心法》的经典配方遵古炮制，由名老中医根据少儿体质和病情，辨证论治、一人一方，再由制膏经验丰富的老药师按照配料经过浸泡、煎煮、沉淀、榨汁、滤渣、浓缩、收膏等程序制作膏药，在收膏时，不加胶类

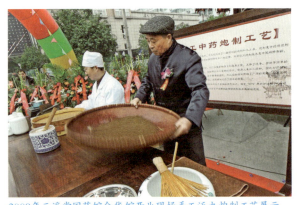

2009年三溪堂国药馆金华馆开业现场手工泛丸炮制工艺展示

而加入枣泥制成清膏，更适合"易感儿"服用。

三溪堂传统手工泛丸，全手工制作，其技艺神奇，有打粉、浓缩、手工起模、加大成型、盖面等过程，被称为"炮制界的绝活"。由专家把脉，一人一方，加工成丸剂，携带方便，药效稳定。

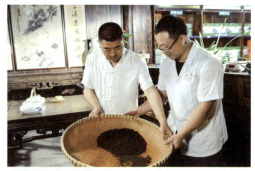

三溪堂炮制技艺第五代传承人朱智彪向第六代传承人吴长寅传授手工泛丸制作工艺

三溪堂祖传秘制疔疮膏，以新鲜猪胆汁、没药、牛皮胶、乳香、姜汁、葱汁等中药为原

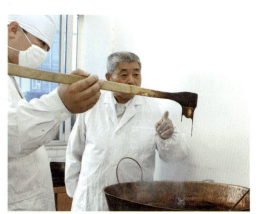

第四代传承人朱益清在指导膏方熬制

料，放入陶罐或瓷罐中，放在露天处，历时两年启用。炮制工艺独特，用于痈肿疮毒，药效迅捷，人称"功德无量膏"。

三溪堂传统中药穴位敷贴，手工配制，用于三伏贴、三九贴、各种慢性病的冬病夏治及儿童咳嗽、发热、扁桃体炎、咽喉炎、惊厥、夜尿、肥胖等，使用方便，效果好。

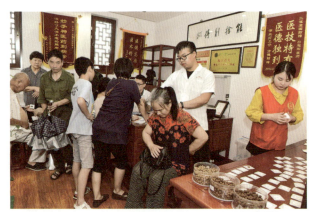

源自朱丹溪的"三溪堂中药炮制技艺"经陈无咎系统发展，再由骆虞廷、朱叙芬、朱益清口传心授，代代相传，在继承中创新，传至朱智彪已是第二十代。通过朱氏父子三十余年的不懈努力，目前，已形成了中药种植、中药生

2018年7月18日头伏第一天，市民前来进行三伏穴位敷贴治疗

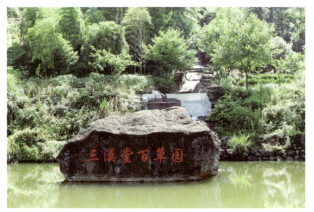

中药炮制技艺传承基地——三溪堂百草园

产、中药经营（国药馆）和中药应用（医院）为一体的中药产业链经营模式。三溪堂的中药炮制产品不仅热销浙中地区，还远销江西、北京等地，成为患者青睐的药品。

为更好地传承发扬丹溪中药炮制技艺，三溪堂成立了"中药炮制技艺"保护小组，投资 4000 万元建成了浙江三溪堂中药有限公司，设立了义乌市三溪中医药研究所，拿出专项基金 100 万元，用于丸、散、膏、丹等传统中药炮制技艺的恢复与完善。此外，三溪堂还分别与金华医学院和上海济光职业技术学院成立了中医药保健研究中心和中医治未病膏方研究室，代表性传承人朱智彪自 2009 年起也在三溪堂开展名师带徒授艺工作。目前，朱智彪亲传弟子吴长寅、虞宗梁、张玉虎、张良、陈学友、张侃侃、邬子敏等数十人已经全面掌握传统中药炮制技艺及中医诊疗技艺，致力于朱丹溪中医药文化的传承，成为朱丹溪中医药文化新生代传承人。

三溪堂中药炮制技艺传承谱系图

第一代	朱丹溪（1281—1358），创立"丹溪学派"，是金元四大家之一
第二代	戴原礼（1324—1405），师从朱丹溪，曾任明太医院判，著《推求师意》等
第三代	刘纯（1363—1489），其父橘泉为丹溪弟子，刘纯从小随父学医，医术精湛，著《玉机微义》
第四代	虞抟（1438—1517），其曾祖父虞诚斋受业于朱丹溪，著《医学正传》等
第十六代	陈无咎（1884—1948），传承朱丹溪中医药文化，医名甚著，著《黄溪医垒》五辑
第十七代	骆虞廷（1896—1975），师从陈无咎，汲取丹溪及其弟子等医家之精髓，传承了朱丹溪中医药文化中有关中药炮制技艺和诊疗经验
第十八代	朱叙芬（1904—1969），师承骆虞廷，精通内外妇儿各科
第十九代	朱益清（1937—　　），1953年拜师同乡朱叙芬，创办朱氏中草药医铺，不断研习中药炮制技艺

（续表）

第二十代	朱智彪（1970—　），从小跟随父亲朱益清学习中医药，创建包括朱丹溪及其弟子在内的三溪堂国医馆和中医保健院。浙江省级非遗代表性传承人
第二十一代	吴长寅（1976—　），2009年师承朱智彪，义乌市级非遗代表性传承人 虞宗梁（1978—　），2012年师承朱智彪，执业中药师，义乌市级非遗代表性传承人 张玉虎（1978—　），2016年师承朱智彪，主管中药师、执业中药师，义乌市级非遗代表性传承人

2016年，三溪堂中药研究开发中心成立。2018年开始，与浙江医药专科学校合作开展黄精等产品炮制工艺研究。2019年，高科技研发生产企业三溪御泰成立，运用全新的现代化工艺和设备助力丹溪中药炮制技艺，研发出黄精大健康系列产品，拳头产品黄精饼一经推出，当年产值就超过了500万元，并申报了两项专利（黄精饼、

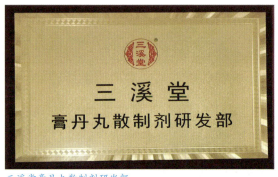

三溪堂膏丹丸散制剂研发部

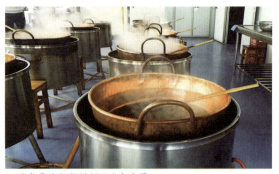

三溪堂膏丹丸散制剂研发部内景

黄精芝麻丸）。2019年底，"三溪堂膏丹丸散研发中心"成立，陆续研发了雪梨膏、桑葚膏、琼玉膏等膏剂产品，并申报了两项专利（雪梨膏、梨膏糖）。对传统中药炮制技术进行了现代化改造，改良黄精炮制技艺，申报设备专利3项。研究中心大力开展一人一方和丸剂研究。2019

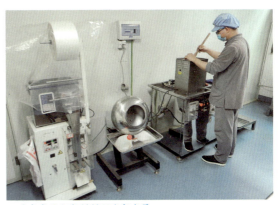

三溪堂膏丹丸散制剂研发部内景

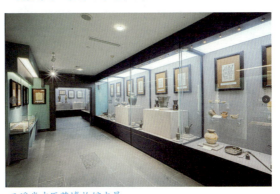

三溪堂中医药博物馆内景

年加工一人一膏方4500余料，丸剂800余公斤；2020年加工一人一膏方4800余料，丸剂900余公斤。

2018年，历时10多年文物搜集的三溪堂中医药博物馆建成，展出面积500多平方米，配管理员1名，讲解员4名，非遗技术展示员2名，向世人全面直观地展示丹溪中药炮制技艺及相关制品。

2018 年 11 月 25 日博物馆开馆之日，三溪堂承办的"2018 年浙江传统医药保护与发展经验交流会"召开，

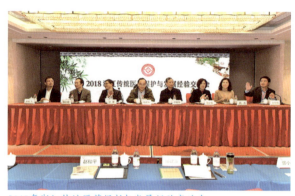

2018年浙江传统医药保护与发展经验交流会

会议共计有 230 位全省范围内的国家级、省市级非遗传统医药代表以及传统医药的专家学者参加。会议安排参观了三溪堂中医药博物馆（三溪堂中药炮制技艺展示馆），博物馆得到了省文化厅相关领导以及非遗中心领导的高度认可。

2020 年，由浙江省中医药学会、浙江省立同德医院主办，浙江省中医药学会丹溪学派研究分会、义乌三溪堂中医保健院承办的"2020 年浙江省中医药学会丹溪学派研究分会学术年会暨朱丹溪学术思想与临床应用研修班"于 11 月 20 日在线上举办。会议邀请省内外知名专家作专题报告，并进行优秀学术论文交流。

2021 年 4 月，随着 2020 版《中国药典》的正式实施，中药质量和检测能力有了更高的要求，为了学习交流 2020 版《中国药典》实施情况，了解中药农残检测和管控的技术要点，更好地贯彻实施新《药品管理法》，研讨中药质量，促进中医药发展，金华市药

学会、金华市中医药学会主办，义乌三溪堂中医保健院、浙江三溪堂中药有限公司承办了"浙中中药质量暨农残检测管控研讨会"，100 余名专家学者参加。

[叁] 代表性传承人

在我国乃至周边国家的各医学院校和医疗机构，开展朱丹溪中医药文化相关研究的医者络绎不绝，著作和论文不断涌现。在丹溪故里义乌，以代表性传承人朱智彪、朱锐明、朱近人、王宏献为代表的一大批中医药人员，精研朱丹溪中医药文化，在传承与发挥上均做了大量的工作。

省级代表性传承人——朱智彪

朱智彪，1970 年出生，大专学历，执业中医师、执业中药师，第五批浙江省非物质文化遗产"三溪堂中药炮制技艺"代表性传承人。

朱智彪所习的丹溪中药炮制技艺源自清代名医陈无咎，经骆虞廷、朱叙芬传至朱益清、朱智彪父子已有百余年历史。骆虞廷汲取义乌医家"三溪"之精髓，追随陈无咎，传承了他的医术和中药炮制技

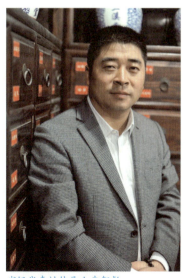

省级代表性传承人朱智彪

艺。朱叙芬，义乌赤岸镇
朱店村人，投骆虞廷门下，
精通内科，传承了陈无咎
的中药炮制技艺精髓，于
1949 年在义乌佛堂葆元堂
炮制中药和行医。同乡朱
益清，义乌赤岸镇山盆村

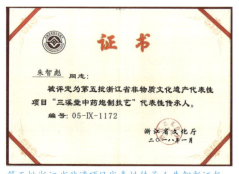

第五批浙江省非遗项目代表性传承人朱智彪证书

人，1953 年拜师朱叙芬，深得其医学与中药加工炮制技艺真传。
1988 年，朱益清创办"朱氏中草药医铺"，亲自上山采药，不断研
习，传承中药炮制技艺，朱益清配制的中药丸剂、疔疮膏、腹泻
散、玉屏风清膏等享誉金华八县。1996 年，朱智彪子承父业，将
药铺更名为"三溪堂国药馆"，广邀四方名医坐堂，遍访各地药师，
积极创新和弘扬祖传的中药传统炮制技艺，精通手工泛丸、清膏
制作、外用膏药和穴位敷贴制作的技艺。

　　经过 30 余年的产业化发展，朱智彪创办的三溪堂下属企业已
达 15 家，企业年收入达 4.5 亿元。朱智彪历任浙江省非遗保护协
会传统医药分会副会长、义乌市政协第十三届委员、世界义商总
会副会长、浙江省健康产品化妆品行业协会副会长、浙江省健康
产业研究会副会长、金华市医药与健康协会副会长、金华市民营
企业发展联合会理事等，先后获得浙江省第三批"千名好支书"、

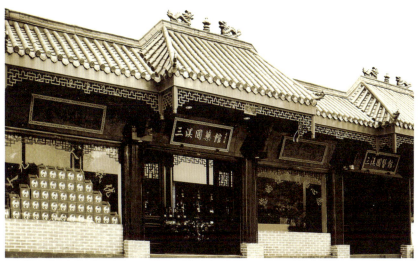

三溪堂国药馆

义乌市首届医德楷模、义乌市"四爱"企业家、优秀共产党员、慈善先进个人等荣誉。

省级代表性传承人——朱锐明

朱锐明，朱丹溪
23世孙，1958年出生，
硕士研究生学历，2018
年被认定为第五批浙江
省非物质文化遗产代表
性项目"朱丹溪中医药
文化"代表性传承人。

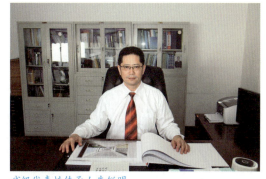

省级代表性传承人朱锐明

朱锐明为义乌市丹
溪医学研究所所长、
主任医师、金华市
名医、医院管理学
硕士（MHA）、义
乌市第九批拔尖人
才、浙江省非物质
文化遗产保护协会

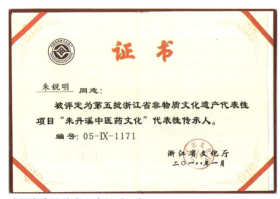

省级代表性传承人朱锐明证书

传统医药专委会委员、义乌市中医医院省级重点学科神志病学学科带头人。现任中国中医药学会心身疾病分会委员、中国中西医结合学会精神病专业委员会常务委员、浙江省中医药学会委员、浙江省中医药学会睡眠与情志病专业委员会常务委员、浙江省中西医结合学会精神病专业委员会常务委员、浙江省康复医学会精神康复专业委员会常务委员、金华市中医药学会副会长。

　　朱锐明为朱丹溪后裔，少时传承家学，研习丹溪医学，1979年考入浙江医科大学金华分校临床医学专业，系统学习现代医学及中医学。历任丽水第二人民医院院长兼任书记、义乌市中医医院正院级副书记、义乌市妇幼保健院党总支书记兼副院长、义乌市中医医院院长兼副书记等职务。朱锐明到义乌市中医医院工作后，深受朱丹溪中医药文化影响，向名老中医学习取经，参加浙

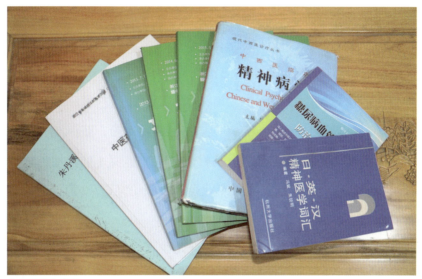

朱锐明部分著作

江省"西医学习中医"高级研修班，积极开展朱丹溪中医药文化非物质文化遗产申报工作。

　　朱锐明以"衷中参西"为旨，主张"师古而不泥古，以现代医学补中医之不足"，从事神经精神病学、神志病学、脑病学和医院管理等工作40年，对朱丹溪"气血痰郁四伤学说"颇有研究。擅长神经、精神科疑难杂症及各类心理问题的中西医结合诊治，对失眠症、焦虑症、抑郁症、惊恐症、强迫症、抽动症、多动症、不安腿综合征、更年期综合征、应激障碍、考前紧张综合征、适应障碍、头痛、眩晕、帕金森氏症、癫痫病、老年痴呆症等病症的中西医诊治尤有心得。他主持完成国家标准化委员会治未病项目——《焦虑状态、抑郁状态二项诊疗指南》的制定，主持完成义乌市级科研项目《滋阴益智方治疗儿童多动症临床观察》及《梅核气中医诊疗的文献研究》二项，参与国家中医药科研基金项目课题 1 项，省科技厅重大疾病防控项目课题 1 项，获浙江省科技进步三等奖 1 项，浙江省中医药科技进步二等奖 1 项，地市级科技进步奖 3 项，在国家、省级专业杂志发表论文近 40 篇，参编专著 6 部。

金华市级代表性传承人——朱近人

朱近人，朱丹溪 21 世孙，1966 年出生，本科学历，2017 年被认定为第四批金华市非物质文化遗产项目代表性项目"朱丹溪中

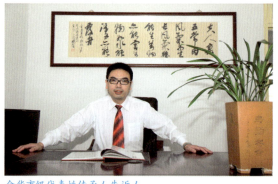

金华市级代表性传承人朱近人

医药文化"代表性传承人。朱近人为主任中医师、金华市名中医、浙江省中医临床技术骨干、中华中医药学会脑病分会委员、中华中医药学会健康服务分会委员、中国非遗保护协会中医药委员会委员、浙江省中医药学会丹溪学派研究分会副主任委员、浙江省

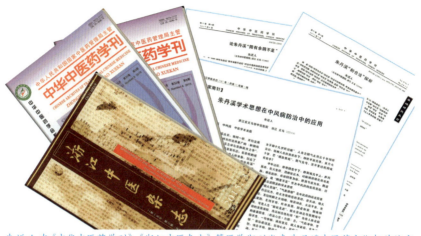

朱近人在《中华中医药学刊》《浙江中医杂志》等医学期刊发表朱丹溪中医药文化相关论文多篇

中医药学会脑病分会常务委员、浙江省中医药学会体质分会委员、浙江省中西医结合学会神经内科专业委员会委员、义乌市首批"社科专家宣讲团"成员。

　　朱近人所传承的朱丹溪中医药文化，一方面来自于家学渊源，朱近人出生于书香世家，朱丹溪中医药文化在家族内代代相传，朱近人少时传承家学，又与上一代代表性传承人比邻而居，自幼深受朱丹溪中医药文化熏陶；另一方面源自于浙江中医药大学，朱近人于1983年9月考入浙江中医学院（现为浙江中医药大学）中医系中医专业，系统学习朱丹溪中医理论，1988年7月毕业获中医学学士学位；此外还有来自保护单位义乌市中医医院的影响，大学毕业后，朱近人开始向医院前辈学习，深入研究朱丹溪中医

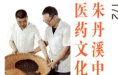

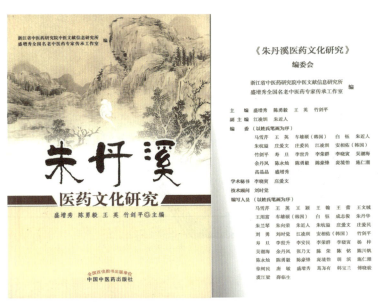

朱近人作为副主编参加编写的《朱丹溪医药文化研究》一书在2016年12月出版

药文化，历任义乌市中医医院"达标"办公室主任、中风科主任、院办主任、副院长等职务，承担朱丹溪中医药文化申报非物质文化遗产项目相关工作。

朱近人从事中西医结合治疗内科疾病30余年，一直致力于朱丹溪滋阴学说及养生寿老学说研究；擅长运用朱丹溪滋阴学说和养生寿老理论对亚健康人群进行中医药调理，指导中老年人养生保健，擅长高血压、中风等疾病的防治；参与多个国家、省、市级课题研究，以副主编或编委身份参编《朱丹溪医药文化研究》《近代浙西浙南名医学术经验集》《金华中医药文化志》等著作，撰写《略论朱丹溪"阳有余，阴不足"》《朱丹溪"倒仓法"探析》《朱丹溪学术思想对中风病防治的启示》等论文近 10 篇。

义乌市级代表性传承人——王宏献

王宏献，1967 年出生，医学博士，2017 年被评为第二批义乌市非物质文化遗产"朱丹溪中医药文化"代表性传承人。王宏献为义乌市中医医院党委书记、主任中医师、全

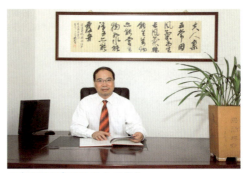

义乌市级代表性传承人王宏献

国优秀中医临床人才、金华市名中医、义乌市名中医、义乌市第八批科技拔尖人才、义乌市政协委员，浙江省重点专科内分泌科、义乌市重点学科中医内科学学科带头人。先后获评浙江省中医药科教管理工作先进个人、义乌市十佳医务工作者、义乌市明星服务标兵、义乌市优秀共产党员。任世界中医药学会联合会肿瘤经方治疗研究专业委员会常务理事、温病专业委员会副秘书长兼理事，中国医师协会中西医结合医师分会内分泌与代谢病学专家委员会委员，中国中医药信息研究会温病学分会常务理事，浙江省中医药学会丹溪学派研究分会常务委员、糖尿病分会常务委员、内科分会委员、呼吸病分会委员，浙江省中西医结合学会保健与

康复委员会常务委员、呼吸病专业委员会委员，浙江省医师协会理事，金华市中医药学会常务理事。

王宏献于1985年进入浙江中医学院（现为浙江中医药大学）中医学专业本科学习，在校期间开始学习丹溪学说。1991年8月到义乌市中医医院工作后，深入研究朱丹溪中医药文化。1999年9月至2001年6月在浙江中医学院（现为浙江中医药大学）攻读硕士学位，2010年9月至2013年6月在浙江中医药大学攻读医学博

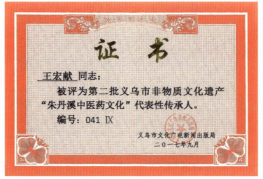

义乌市非遗传承人王宏献证书

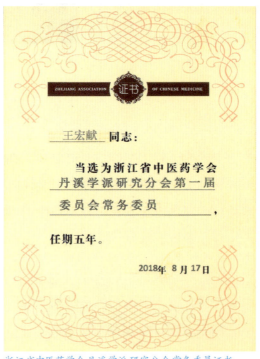

浙江省中医药学会丹溪学派研究分会常务委员证书

士，取得博士学位，历任义乌市中医医院内科主任、副院长、党委副书记、院长等职务，现任义乌市中医医院党委书记。

自学习中医以来，王宏献坚持学习朱丹溪学说并应用于临床，至今从未间断，深得朱丹溪滋阴学说和气血痰郁"四伤"学说之精髓，对内科杂病的诊治尤为擅长，是浙江省"中风病单病种诊疗规范"技术指导者，先后承担浙江省中医药科研课题 1 项、金华市课题 2 项、义乌市课题 2 项，获义乌市科技进步二等奖 1 项，担任中医药高等院校教材《中西医结合传染病学》和《糖尿病血管病变中西医结合防治》等专著副主编。主持国家级、省级继续教育项目多项。有 10 余篇论文在国家级刊物发表，多篇论文获金华市、义乌市自然科学优秀论文奖。

［肆］丹溪中药炮制技艺展示

泛丸炮制技艺

制丸首先要能认识药，或者对看药方能明确药材和处方是否一致，虽然没有校对的责任，但要明确是校对药材对错的最后把关者。

要明白大部分药材的药性，这药性和医生的药效配方不一样，首先要知道处方中的中药材是黏、油、粉、硬、脆等等，关键是为后面制丸第一步打粉和起母而做准备，因为制丸最起码一条是能打成粉的药材，打不成粉的药材也就无法制成丸药，有的药材能打成粉，如人参、枫斗等，但是这些药材不能碰到水，大家知道参粉、枫斗粉、黄精粉等一遇水即黏合在一起，形成的不是颗粒而是糊状，所以这类药材单独无法制丸，只能在一定的比例下制丸。

制丸的第一步是审方对药，然后就是分类。制丸是把细粉通过辅料的作用，在药匾中多次转动使之自然黏合而形成极少颗粒而慢慢形成，所以把药材分类是必不可少的一步，这非常重要。分类的目的主要是把黏性的药材和粉性的以及把芳香性、动物类及有异味的分开，起母最好是不黏或不很黏的药材放在起母上，称之为一档粉。一档粉要通过 100 目筛，一档粉在起母的用途之后还要最后光面，黏合转动使之丸药的表面最后尽量细腻光滑。粉越细、有黏性的药材很容易产生细粉的自然黏结而成块状，很容易黏在药匾上，药匾若有粉状物黏结，会造成小的成型或不成形颗粒，直接黏附在药匾上不能转动，丸药也就做不了，块状的丸药，母子也不能成型。所以一档粉要尽量用松散类的中药材打成粉，使之在水的作用下通过不停的转动慢慢地形成小颗粒，分档时要注意，一档粉以不低于全部药材重量的三分之一和二分之一为宜。

芳香性药材、动物类药材、有异味的药材尽量放在二档，也就是包裹在丸药的中间，一是香味免散失，影响药效，二是动物类或有异味的药材裹在中间便于口服，以免因气味不佳而影响服用。

起模是做丸药最为关键一环，起不好药母也就谈不上后面而形成的药丸。第二步也是关键的，药母子形成后如何使之慢慢地大起来，简单的理解：加水、加粉、转动药匾，使之慢慢成型。实际操作可不是这么简单，在熟悉药性加了几次水之后，就会明白细粉的性能，要按照细粉的性能来加水、加粉，也就是具体的操作方法，有一点特别要注意，药匾必须保持干净，不能有粉状物黏附，在起母时宁慢不快，根据一档粉药性尽量少加水、少加粉、多转动（关键是通过实践，吸取教训，总结经验），慢慢使药丸大起来。这一过程中少加水的目的是尽量减少母子药丸的黏合，有了经验之后就不在此例，以实践为准。（根据朱智彪口述整理）

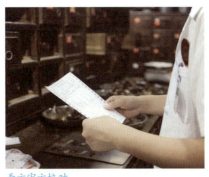

看方审方校对

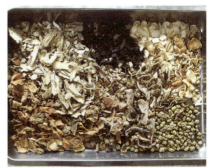

原材料准备分类

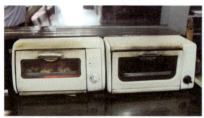

分类分盘烘干

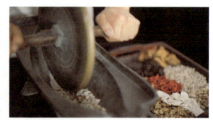

打粉、过筛、分档

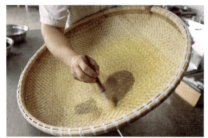

起模，行话叫起母子

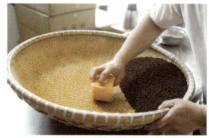

泛制成型

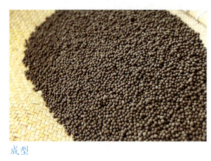

成型

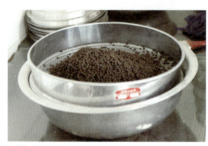

过筛

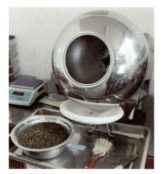

包衣打光

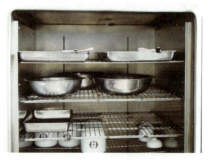

干燥

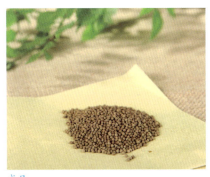
成品

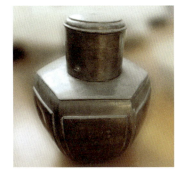
装入防潮罐

外用疔疮膏炮制技艺

疔疮膏的种类繁多，为膏药一种，清代《医学源流论·膏药论》中云："今所用之膏药，古人谓之薄贴。"膏药起源很早，《内经》中已有"治之以马膏膏其急者"的记载，清人吴尚先在《理瀹骈文》中称："《内经》用桂心渍酒以熨寒痹，用白酒和桂以涂风中血脉，此用膏药之始。"

至清代，膏药已发展成为普遍的民间医药，常用的外治措施之一，如《医宗金鉴》中即记载了更多的膏药方剂。

外用疔疮膏，专治无名肿痛。

丹溪学派外用疔疮膏，说是疔疮，其实最大的功用还在于治疗各种无名肿痛、蚊叮虫咬，至今仍有人不远千里来讨要。

神奇源自配方

1. 部分配方介绍：主方为新鲜猪胆汁，《中华本草经》载：猪胆汁性味苦、寒、咸，具有清热、润燥、解毒之功效。《纲目》载：最好为家养的猪胆，取其寒能胜热，滑能润燥，苦能入心，又能去肝胆之火也。

2.牛皮胶，别名黄明胶，要取自产地为广州的牛皮胶，润燥功能更能体现。

3.其他药材如没药等，在此不一一列述。

4.辅料为葱汁、姜汁。

晒制两年而成，人称"功德无量膏"。

新鲜猪胆汁取好后，加入调配好的药材，放入陶罐或瓷罐，用棉布封口，放露天晒制，每天一晒，严禁雨水沾到，以及铁器品触碰。如此每天操作，历经两年，待成膏后，方能使用。

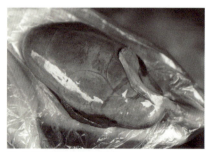

取农家自养猪的新鲜猪胆

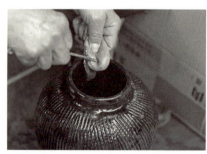

取汁入陶坛

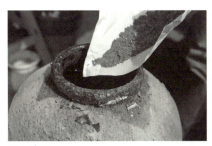

加入药粉

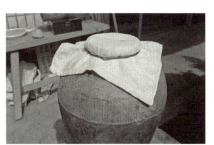

棉布封坛，静晒两年

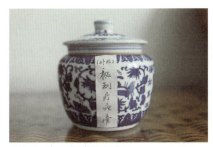

成膏后，装处瓷罐或玻璃瓶

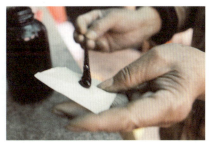

取用时，涂至无菌纱

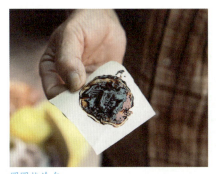

圆圈状涂匀

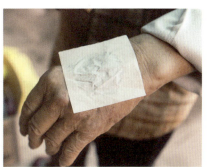

贴至患处

后记

　　2021 年 7 月，浙江省文化和旅游厅为进一步做好入选国家级
非物质文化遗产代表性名录项目的梳理、研究和展示工作，集中
呈现非物质文化遗产保护传承成果，决定开展第五批国家级非物
质文化遗产代表性名录项目《浙江省非物质文化遗产代表作丛书》
编纂出版工作。接到省厅通知后，我中心立刻召集该项目代表性
传承人朱智彪、朱锐明、王宏献、朱近人及专职保护人员成志俊
等商讨编纂书稿相关事宜，并邀请杭州医学院宣传部长沈堂彪教
授、浙江省中医药研究院的竹剑平教授为《朱丹溪中医药文化》
一书立纲、审核和把关。

　　朱丹溪中医药文化项目不同于其他的国遗项目，它不是展示
一项技艺、一个作品或一个传说故事，而是要展示一种文化，展
示这个定名为"朱丹溪中医药文化"的产生背景、人物构成、主
要学术思想、历代传承发展及影响、现存的历史文物遗迹、纪念
活动及传说故事等，这不是一本研究朱丹溪学术的著作，也不是
一本后人讲述朱丹溪生平及其医学成果的评述，而应该是一本面
向普罗大众，从非物质文化遗产的视野看过去，展示朱丹溪中医

药文化这个文化现象、挖掘其文化内容、验证其文化形成过程、展现其文化组成内容及传承与保护现状的科普读物，编者所要做的就是用尽可能准确而客观的文字把朱丹溪中医药文化讲述出来，记录下来。因此，本书中所有文字和图片均由义乌市非物质文化遗产保护中心在义乌市中医医院和义乌市三溪堂国药馆连锁有限公司两家保护单位申报的项目材料基础上，经过考证后，撰稿而成，并由研究朱丹溪中医药文化二十余年的竹剑平教授亲自核定书稿，基本实现编委会对本书的编审要求。

然而，非物质文化遗产的保护需要人力、物力，更需要甄别力，本书所撰写的内容固然是义乌市非物质文化遗产保护中心多年来对"朱丹溪中医药文化"项目的挖掘和考证，但如此磅礴而精深的文化现象相信仍有后人探索和研究的广阔空间。

编著者

2023 年 1 月

图书在版编目（CIP）数据

朱丹溪中医药文化 / 蒋迎炜, 童巧珍, 张羽佳编著
. -- 杭州：浙江古籍出版社, 2024.5
（浙江省非物质文化遗产代表作丛书 / 陈广胜总主
编）

ISBN 978-7-5540-2818-6

Ⅰ. ①朱… Ⅱ. ①蒋… ②童… ③张… Ⅲ. ①朱震亨
(1281-1358) — 中国医药学—文化 Ⅳ. ① R2-05

中国国家版本馆 CIP 数据核字 (2023) 第 243432 号

朱丹溪中医药文化

蒋迎炜　童巧珍　张羽佳　编著

出版发行	浙江古籍出版社	
	（杭州市环城北路177号　电话：0571-85068292）	
责任编辑	奚　静	
责任校对	吴颖胤	
责任印务	楼浩凯	
封面设计	吴思凯	
设计制作	浙江新华图文制作有限公司	
印　　刷	浙江新华印刷技术有限公司	
开　　本	960mm×1270mm 1/32	
印　　张	6	
字　　数	114千字	
版　　次	2024 年 5 月第 1 版	
印　　次	2024 年 5 月第 1 次印刷	
书　　号	ISBN 978-7-5540-2818-6	
定　　价	68.00 元	